Das große Kinder-Bewegungsbuch ■

■ *Prof. Dr. Klaus Bös,* Leiter des Instituts für Sportwissenschaft an der Universität Karlsruhe, gehört zu den herausragenden Experten Deutschlands zum Thema Kinder und Bewegung. Er führte unter anderem Studien für das Robert-Koch-Institut und das Bundesfamilienministerium mit 250 000 Kindern durch.

■ *Margit Pratschko* arbeitet seit mehreren Jahren als Wissenschaftsredakteurin im Ressort Forschung&Technik beim *Focus.* Sie beschäftigt sich dort vor allem mit Gesundheits-, Sport- und Medizinthemen.

Klaus Bös, Margit Pratschko

Das große
Kinder-Bewegungsbuch

Campus Verlag
Frankfurt/New York

Bibliografische Information der Deutschen Nationalbibliothek:
Die Deutsche Nationalbibliothek verzeichnet diese Publikation in der
Deutschen Nationalbibliografie. Detaillierte bibliografische Daten
sind im Internet über http://dnb.d-nb.de abrufbar.
■ ISBN 978-3-593-38684-3

Copyright © 2009 Campus Verlag GmbH, Frankfurt/Main
Umschlaggestaltung: R.M.E, Roland Eschlbeck und Ruth Botzenhardt
Umschlagmotiv: © Mauritius
Illustrationen: Björn Maier
Satz: Fotosatz L. Huhn, Linsengericht
Druck und Bindung: CPI – Ebner & Spiegel, Ulm
Gedruckt auf säurefreiem und chlorfrei gebleichtem Papier.
Printed in Germany

Besuchen Sie uns im Internet: www.campus.de

Inhalt

Vorwort

Für mich ist ein Leben ohne Sport undenkbar. Nicht nur, weil ich damit heute mein Geld verdiene und mein gesamter Freundeskreis in irgendeiner Form sportlich aktiv ist. Ich weiß einfach, wie gut es tut, wenn man sich so richtig auspowern kann; welche Emotionen man erlebt, wenn man ein eigentlich verloren geglaubtes Spiel noch drehen kann; und wie viel Spaß es macht, gemeinsam mit anderen sportliche Ziele zu erreichen. Das kann die Meisterschaft in der Fußball-Bundesliga sein. Es kann aber auch der erste Platz beim Wochenendturnier der E-Jugend oder eine gute Leistung bei den Bundesjugendspielen sein.

Ich hatte das Glück, in einem Umfeld aufzuwachsen, in dem Sport immer eine große Rolle gespielt hat. Meine Eltern sind bis heute sportlich aktiv und in Vereinen ehrenamtlich tätig. Draußen an der frischen Luft zu sein, mit Freunden auf der Wiese Fußball zu spielen oder auch im Winter mal am Wochenende zum Skifahren zu gehen, das alles war natürlicher Teil des Alltags in unserer Familie. Dadurch bin ich ganz selbstverständlich in ein sportliches, »bewegtes« Leben hineingewachsen – ohne Zwang und Druck von außen.

Ich bin meinen Eltern sehr dankbar, dass Sie mir diese Möglichkeiten geboten haben. Und ich weiß, dass nicht alle Kinder dieses Privileg haben. Deshalb unterstütze ich mit meiner Stiftung, der Philipp Lahm-Stiftung für Bildung und Sport, Projekte und Initiativen, die Kinder an den Sport heranführen. Dabei geht es nicht nur darum, die körperlichen Fähigkeiten von Jungen und Mädchen zu fördern. Beim Sport lernen und verinnerlichen Heranwachsende auch Werte, die für ihr gesamtes Leben entscheidend sind: Selbstvertrauen, Teamfähigkeit, Fairness und der respektvolle Umgang mit anderen. Sie trainieren, Misserfolge zu verarbeiten und gewinnen Selbstbewusstsein aus gemeinsam errungenen sportlichen Erfolgen.

Nicht aus jedem Kind muss mal ein Fußball-Nationalspieler werden. Aber ich bin davon überzeugt, dass Sport und Bewegung Kinder nicht nur zu gesünderen, sondern auch zu glücklicheren und zufriedeneren Menschen machen können. Dafür brauchen Kinder Vorbilder, denen sie nacheifern können – und Eltern, die sie unterstützen und an ein Leben voller Aktivität und Bewegung heranführen. Helfen Sie Ihren Kindern dabei!

Philipp Lahm
Fußball-Nationalspieler

Einführung

»Gäbe es heute keinen Sport, müsste er aus
gesundheitlichen Gründen erfunden werden.«
Wildor Hollmann, Sportmediziner

Das Poster von Dirk Nowitzki über dem Bett, im Lahm-Trikot in
die Schule, Nico Rosbergs Formel-1-Auto als Spielzeugmodell auf
dem Nachttisch – Profisportler sind die größten Helden von Kindern und Jugendlichen. Doch leider regen die Höchstleistungen
der Idole kaum zum Nachahmen an. Die meisten Youngster sitzen
in ihrer Freizeit lieber träge vor Computer oder Fernseher, Chips
und Schokolade in greifbarer Nähe. Ihre Muskeln beanspruchen
sie dabei wie Seehundbabys beim Sonnen: so gut wie gar nicht.

Auch in den Schulen kommen die Kinder nicht mehr in Bewegung: Sportstunden sind auf ein Minimum reduziert worden.
Von den ursprünglich im Lehrplan enthaltenen Sportstunden
sind meist gerade mal zwei übrig geblieben. Und wer im Sport
die Note sechs im Jahreszeugnis bekommt, hat das Klassenziel
trotzdem erreicht.

Dabei hätten viele Kinder mehr Bewegung dringend nötig.
Eine Studie der Universität Karlsruhe ermittelte, dass viele Kinder
keinen Purzelbaum mehr schlagen, nicht mehr Rückwärtslaufen
oder sich nicht per Felgaufschwung aufs Reck hieven können.
Mehr als jeder dritte Viertklässler leidet unter Kopf- und Rückenschmerzen. Die Hälfte der 11- bis 14-Jährigen weist bereits
Haltungsschwächen auf. Und das, obwohl Kinder eigentlich zur
gesündesten Bevölkerungsgruppe in unserer Gesellschaft zählen,
denn ihre Körper sind noch nicht durch jahrelanges Rauchen oder
fette, ungesunde Ernährung geschädigt.

Die fatalen Folgen des Bewegungsmangels hat der im Jahr 2007 veröffentlichte Kinder- und Jugendgesundheitssurvey (KIGGS) des Robert-Koch-Instituts – die europaweit bislang größte Untersuchung zu diesem Thema – gezeigt. Wissenschaftler beobachteten drei Jahre lang fast 18 000 Kinder, vom Säugling bis zum Teenager. Die alarmierende Erkenntnis der Forscher: Nahezu zwei Millionen deutsche Kinder sind heute übergewichtig. Das sind 50 Prozent mehr als in den neunziger Jahren. Der Anteil der krankhaft fettleibigen Kinder hat sich sogar verdreifacht, Tendenz weiter steigend.

Wenn Kinder vorwiegend sitzend oder liegend aufwachsen, anstatt draußen herumzutollen und gelegentlich auch mal ins Schwitzen zu kommen, ist dies nicht nur ein kosmetisches Problem. Bewegungsmangel bei Kindern kann die Wahrnehmungsfähigkeit, den Gleichgewichtssinn und die intellektuelle Leistungsfähigkeit beeinträchtigen.

Mit diesem Buch wollen wir Ihnen zwei Kernbotschaften vermitteln. Die erste: Die frühesten Jahre im Leben eines Menschen gehören zu den wichtigsten überhaupt. Denn in der Kindheit werden im Hinblick auf die Gesundheitschancen im weiteren Leben die Weichen gestellt. In Bezug auf Sport und Bewegung bedeutet das: Wer als Kind aktiv ist, wird mit hoher Wahrscheinlichkeit auch als Erwachsener Sport treiben. Deshalb tragen Sie als Eltern auch eine enorme Verantwortung. Denn was Hänschen nicht lernt, lernt Hans nur noch sehr schwer – auf das Bewegungsverhalten von Kindern zumindest trifft dies hundertprozentig zu.

Die zweite wichtige Botschaft ist, dass es vor allem die Alltagsaktivitäten sind, die Sie bei Ihren Kindern fördern sollten. Natürlich ist es großartig, wenn Kinder in Sportvereinen aktiv sind. Mit Gleichaltrigen in einer Mannschaft Fußball oder Handball zu spielen, um Tore zu kämpfen, nach Siegen zu jubeln und sich nach Niederlagen gemeinsam wieder aufzurichten, das alles fördert Teamgeist, Sozialverhalten und Selbstbewusstsein. Zusätzlich aber muss Bewegung selbstverständlicher Bestandteil des normalen Tagesablaufs sein.

Es ist höchste Zeit, dass sich etwas tut. Den größten Einfluss haben Eltern als wichtigste Bezugspersonen vom Säuglings- bis zum Teenageralter – also Sie! Positive, gesundheitsfördernde Maßnahmen, die Sie vorleben, ahmen Ihre Kinder nach und übernehmen sie unbewusst oder bewusst. Sie haben es also in der Hand, dass sich Ihre Kinder zu fröhlichen, gesunden, aktiven Menschen entwickeln. Und nicht nur das. Wie Sie bei der Lektüre erkennen werden, profitieren Kinder auf vielfältige Weise von der Bewegung, auch in vielen anderen Bereichen des Lebens.

Wie mächtig der Einfluss von Sport ist, bringt einer der bedeutendsten Sportmediziner, der Kölner Wissenschaftler Wildor Hollmann, auf den Punkt: »Gäbe es ein Medikament, welches sich derart positiv auf unseren Körper, unsere Psyche und unser Wohlbefinden auswirkt – mit welchen Worten würde ein solches Präparat angepriesen werden? Vermutlich käme ihm die Bezeichnung ›Medikament des Jahrhunderts‹ zu.«

Tatsächlich hat keine Pille der Welt eine so mächtige und segensreiche Wirkung auf unseren Körper wie Bewegung – und zwar völlig ohne unerwünschte Nebenwirkungen. Die positiven Effekte von Sport und Fitness sind heute vielfach belegt: Das Herz benötigt weniger Sauerstoff, es schlägt ökonomischer und gleichmäßiger. Die Fließeigenschaften des Blutes verbessern sich, der Blutdruck sinkt. Die Gefahr, dass Gefäße verstopfen und Knochen brüchig werden, sinkt enorm. Sport schützt vor Bluthochdruck, Diabetes mellitus Typ II, Schlaganfall, Osteoporose und der Volkskrankheit Nummer eins, der koronaren Herzkrankheit. Und keine andere Therapie ist derart kostengünstig und einfach – und bringt zudem so viel Spaß.

Doch nicht nur der Körper, auch Gehirn und Geist profitieren. Wer regelmäßig turnt, joggt, Tennis spielt oder auf Berge klettert, ist geistig fitter und fröhlicher. Sportlich aktive Kinder besitzen ein größeres Selbstbewusstsein und höhere soziale Kompetenz, da sie mehr Freunde haben, besser in der Schule sind und weniger Unfälle erleiden. Sportliche Kinder sind stressresistenter, hilfsbereiter, und sie fühlen sich insgesamt einfach wohler.

Mit diesem Buch haben Sie einen »familiären Aktionsplan« in der Hand, mit dem Sie Ihr Kind dazu bringen, von sich aus den Spaß an Sport und Aktivität zu entdecken. Dabei geht es, wie gesagt, nicht darum, dass Sie Ihr Kind möglichst in eine Sportskanone verwandeln sollen. Wenn Ihr Kleiner einmal Marathon-Weltmeister wird oder Ihre Tochter eine gefeierte Stabhochspringerin – super, bestens, Gratulation! Entscheidend für eine gesunde, normale Entwicklung sind jedoch die Alltagsaktivitäten.

Also: Lassen Sie Ihre Kinder im Matsch spielen, durch Pfützen hüpfen, auf Bäume klettern, über Balken balancieren, auf Stühlen wippen und kippeln oder Klettergerüste erklimmen, so oft es nur geht. Denn all dies ist nicht Mittel zum einzigen Zweck, Vätern und Müttern den letzten Nerv zu rauben – sondern Ausdruck des natürlichen und lebenswichtigen Bewegungsdranges eines Heranwachsenden. Fördern und unterstützen Sie dieses lebenswichtige Bedürfnis Ihrer Kinder. Bewegung soll ein natürlicher Teil im Leben Ihres Kindes werden – und so selbstverständlich wie das tägliche Zähneputzen oder das Erlernen einer Fremdsprache.

In diesem Buch erfahren Sie, auf welch vielfältige Weise Ihr Kind körperlich und geistig von Aktivität profitiert. Sie finden wissenschaftlich fundierte und leicht umsetzbare Antworten auf grundlegende Fragen, zum Beispiel, ob Ihr Wonneproppen momentan einfach nur ein bisschen pummelig ist oder ob Ihr Kind schon als übergewichtig eingestuft werden muss. Einfache Tests, die Sie zu Hause durchführen können, verraten Ihnen, wie es um die Fitness Ihres Sohnes oder Ihrer Tochter bestellt ist. Mithilfe dieses Stärken- und Schwächenprofils wird es Ihnen viel leichter fallen, Begabungen zu erkennen und zu fördern – und gegebenenfalls Schwächen zu korrigieren. Simple, aber effektive Motivations-Tipps helfen Ihnen dabei, Ihr Kind in Bewegung zu bringen. Und letztendlich erfahren Sie, warum auch Ihr Einsatz gefragt ist. Denn nur, wenn Sie selbst körperlich aktiv sind und damit ein gutes Vorbild darstellen, startet Ihr Kind gesund und dynamisch ins Leben.

Helfen Sie Ihrem Kind, die Freude an der Bewegung zu bewahren oder (wieder) zu entdecken! Viel Spaß dabei!

Der Wahrheit ins Gesicht blicken:
So geht es unseren Kindern heute

Auf den ersten Blick klingt es paradox: Einerseits beobachten Sportwissenschaftler seit einigen Jahren, dass immer mehr Kinder Vereinssport betreiben. Sie spielen Fußball, Handball oder melden sich im Schwimmverein an. Angaben des Deutschen Olympischen Sportbundes zufolge sind 80 Prozent aller Kinder und Jugendlichen irgendwann einmal Mitglieder in Sportvereinen. Und bis zum dritten Lebensjahr, fanden Wissenschaftler heraus, bewegen sich Kinder durchschnittlich 24 Minuten pro Stunde. Der Bewegungsdrang ist bereits Neugeborenen in die Wiege gelegt.

Klingt gut, oder? Das ist jedoch nur ein kleiner Teil der Wahrheit. Denn irgendwann und irgendwie scheint einem Großteil der Kinder dieses Bedürfnis nach Aktivität abhanden gekommen zu sein. So steigt leider in erschreckendem Tempo die Zahl derer, die sich im Alltag kaum noch bewegen. Die Schere zwischen den extrem aktiven und den extrem bewegungsfaulen Kindern öffnet sich also immer mehr.

Fangen und Verstecken spielen, auf Bäume klettern, »Cowboy und Indianer« oder »Kaiser, wie viel Schritte darf ich gehen?« – mit Spielen wie diesen verbrachten Kinder früher ihre Freizeit den ganzen Tag draußen an der frischen Luft. Wissenschaftler haben ausgerechnet, dass die jetzige Großelterngeneration in ihrer Kindheit durchschnittlich 20 Kilometer täglich zurückgelegt hat. Heute ist das Bewegungssaldo von Kindern sehr viel bescheidener. Ein Viertel von mehr als 1000 Grundschülern, das haben Studien an der Universität Karlsruhe ergeben, spielt noch maximal eine Stunde pro Woche im Freien. 75 Prozent bewegen sich täglich nur noch weniger als eine Stunde.

Studien zufolge sieht ein ganz normaler Tag im Leben eines Grundschulkindes so aus. Es

- liegt durchschnittlich neun Stunden täglich,
- sitzt neun Stunden,
- steht etwa fünf Stunden,
- und bewegt sich gerade mal eine Stunde.

Aus der Cowboy-und-Indianerwelt ist eine Sitz-und-Liegewelt geworden.

Anteil der Kinder, die eine Stunde am Tag aktiv sind

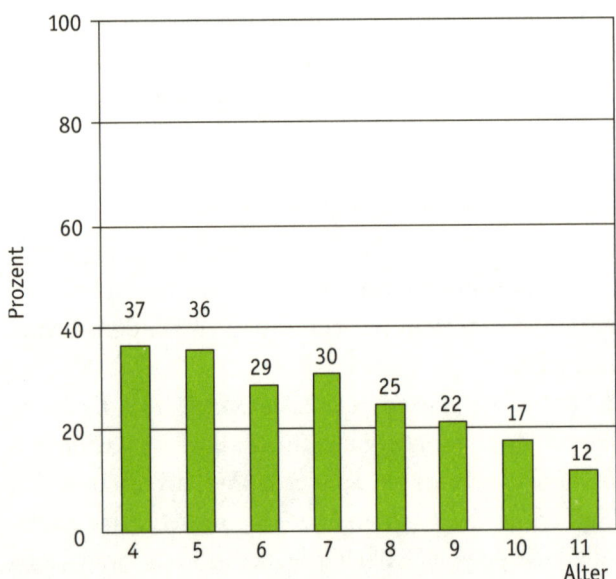

Daten aus MoMo, 2007 (www.motorik-modul.de)

Jung und rund: Deutschlands dicke Kinder

Dick, das sind doch nur die anderen! Amerikanische Kinder zum Beispiel, die – nach gesundem Vorurteil – mit Fast Food, Eiscreme, Marshmallows und Coca-Cola aufwachsen. Und amerikanische Zustände haben wir hier schließlich noch lange nicht. Immerhin sind »wir« Handball- und Hockey-Weltmeister, und unsere Biathleten zählen zu den besten der Welt.

Es stimmt, dass Sport bei Kindern und Jugendlichen überaus beliebt ist. Das zeigen die steigenden Mitgliedszahlen junger Menschen in Sportvereinen. Trendsportarten wie Inlineskating, Streetball, Mountainbike, Klettern, Snowboardfahren oder Fußball gelten als cool – und zwar weit über den Sport hinaus. Musik- und Kleidungsgeschmack richten sich nach dem, was bei den Helden der Sportszene gerade angesagt ist: Im Philipp-Lahm-Trikot im Mathe-Unterricht zu sitzen ist oberlässig. Xavier Naidoos Lied *Dieser Weg* wurde vor allem deshalb ein Hit, weil es die deutsche Fußballnationalelf in der Umkleidekabine vor den Spielen hörte. Und wenn der nationale Torjäger Bastian Schweinsteiger mit zerlöcherter Jeans zum Interview erscheint, weigern sich danach Vierjährige, in einer Hose ohne Löcher in den Kindergarten zu gehen.

Doch die überwiegende Mehrheit der Kinder und Jugendlichen bevorzugt die Rolle der passiven Sport-Beobachter. »Offensichtlich können die fehlende Alltagsbewegung und der vergleichsweise bewegungsärmere Lebensstil von Kindern und Jugendlichen durch die frühe Vereinsmitgliedschaft und das Betreiben von Trendsportarten nicht oder nur zum Teil ausgeglichen werden«, mutmaßte 2005 die Sportwissenschaftlerin Elke Opper in einem Bericht der Bundesregierung.

Selbst als Wissenschaftler Ende der neunziger Jahre darauf hinwiesen, dass möglicherweise auch deutsche Kinder zu viele Kilos auf die Waage bringen, taten viele das als maßlose Übertreibung realitätsferner Forscher ab. An dieser Sicht änderte sich selbst dann kaum etwas, als im Mai 2004 ein Bericht der Weltgesundheitsorganisation (WHO) erstmals Alarm schlug. Die Arbeitsgruppe International Obesity Taskforce konstatierte einen rapiden Anstieg des Anteils übergewichtiger und fettleibiger Kinder und Jugendlicher in ganz Europa. Die Experten schätzten, dass es auf dem alten Kontinent 14 Millionen übergewichtige Kinder gebe, davon seien drei Millionen adipös, das heißt fettleibig.

Rekordverdächtig: Der Kinder- und Jugendgesundheitssurvey

Wie sieht es im Detail mit den deutschen Kindern aus? Einige große Studien der vergangenen Jahre legten nahe, dass sie zu den dicksten in Europa zählen. Je nach Untersuchung schwankt der Anteil der Übergewichtigen zwischen 15 und 30 Prozent.

Allerdings beobachteten die Forscher immer nur einen kleinen Teil der Bevölkerung. Die Ergebnisse beschränkten sich meist auf eine bestimmte Region oder auf ein bestimmtes Bundesland und waren wegen der Heterogenität der Daten kaum miteinander vergleichbar.

Im Jahr 2007 veröffentlichte das Robert-Koch-Institut die bis dahin größte Bevölkerungsstudie, den Kinder- und Jugendgesundheitssurvey (KIGGS). Ärzte, Sportwissenschaftler und Psychologen hatten über einen Zeitraum von drei Jahren fast 18 000 Kinder (8 656 Mädchen, 8 985 Jungen) untersucht, Labordaten gesammelt sowie Eltern und Kinder befragt, wodurch erstmals umfassende und repräsentative Daten zum Gesundheitszustand von Kindern und Jugendlichen im Alter zwischen 0 und 17 Jahren vorlagen. Die Wissenschaftler erstellten psychologische Profile der deutschen Kinder, sie bestimmten den körperlichen Zustand, Fitness sowie Häufigkeit und Art von Bewegung im Sport und im Alltag.

Was bislang nur vermutet werden konnte, hat der KIGGS-Bericht bestätigt. Die Experten kommen zu dem alarmierenden Ergebnis, dass wir mit einer »Übergewichtsepidemie« rechnen müssen. Der Anteil übergewichtiger und adipöser Kinder ist in ganz Deutschland und in allen Altersgruppen gestiegen. Im Vergleich zu Daten aus den 1980er und 1990er Jahren hat sich der Anteil der dicken Kinder und Jugendlichen verdoppelt. Noch extremer sind die Ergebnisse bei der Adipositas. Der Anteil krankhaft übergewichtiger Jugendlicher zwischen 14 und 17 Jahren ist nahezu um das Dreifache gestiegen.

Die Ergebnisse im Einzelnen:

■ Insgesamt sind 15 Prozent der Kinder und Jugendlichen übergewichtig und 6,3 Prozent leiden unter Adipositas. Hochgerechnet auf ganz Deutschland bedeutet dies, dass 1,9 Millionen der 0- bis 17-Jährigen zu dick sind. Von diesen leiden etwa 800 000 an Fettsucht.

■ Aufgeschlüsselt nach Altersgruppen liegt der Anteil der Übergewichtigen bei den 3- bis 6-Jährigen bei 9 Prozent, bei den 7- bis 10-Jährigen bei 15 Prozent und bei den 14- bis 17-Jährigen sogar bei 17 Prozent.

■ Krankhaft fettleibig (adipös) sind 2,9 Prozent der 3- bis 6-Jährigen, 6,4 Prozent der 7- bis 10-Jährigen und 8,5 Prozent der 14- bis 17-Jährigen.

Die Schlussfolgerung der KIGGS-Autoren ist eindeutig. Mit diesen Ergebnissen »vollziehen die Europäer eine Entwicklung, die in den USA bereits in den achtziger Jahren einsetzte«. Auch hierzulande haben Politiker inzwischen die Notwendigkeit erkannt, Kinder so früh wie möglich in Bewegung zu bringen. Ein »Nationaler Aktionsplan«, kürzlich vom Bundestag beschlossen, soll durch Initiativen in Kindergärten und Schulen aus trägen Fastfood-Kindern fitte und fröhliche Menschen machen.

Für Forscher und Politiker stellt chronischer Bewegungsmangel das zentrale Problem moderner Industriegesellschaften dar. Die meisten der heute am weitesten verbreiteten und teuersten Krankheiten bei Erwachsenen lassen sich darauf zurückführen: Bluthochdruck, Übergewicht, Diabetes, Herz-Kreislauf-Störungen und Osteoporose.

Eine Studie von Mannheimer Forschern hat beispielsweise 2008 gezeigt, dass adipöse Kinder bereits eine periphere Insulinresistenz aufweisen, also eine Vorstufe zum Diabetes. Zudem leiden sie bereits in jungen Jahren an Schädigungen der Gefäßwände. Dies kann ein erhöhtes Risiko für Schlaganfall und Herz-Kreislauf-Krankheiten bedeuten.

Dabei ist allerdings zu bedenken: Die Erwachsenen von heute waren mehrheitlich in ihrer Kindheit noch überaus aktiv. Sie sind mit dem Rad gefahren oder zu Fuß zur Schule gegangen, haben den ganzen Nachmittag draußen gespielt, es gab nur drei Fernsehprogramme, viel weniger Hausaufgaben und die Playstation war auch noch nicht erfunden. Wie stark der Anstieg von Zivilisationskrankheiten in 30 bis 40 Jahren sein wird, können Forscher deshalb heute kaum abschätzen. Jedoch gehen alle davon aus, dass sich das Problem verschärfen wird.

Grundschulkinder, die im Grundschulalter wenig körperlich aktiv sind, tragen ein bis zu sechsfach erhöhtes Risiko, als Teenager ein metabolisches Syndrom (starkes Übergewicht, Bluthochdruck, Glukose-Intoleranz und Fettstoffwechselstörung) zu entwickeln.

Eine der größten Herausforderungen ist es daher, Übergewicht und Bewegungsmangel im Kindesalter vorzubeugen.

Warum Übergewicht schadet

»Alles halb so schlimm«, mögen manche womöglich sagen. Das bisschen Babyspeck, selbst noch im Grundschulalter, sei doch süß und wachse sich schon noch aus. Wissenschaftler sehen das anders. Gerade das Grundschulalter ist in dieser Hinsicht extrem wichtig. So hat beispielsweise eine Studie von Kieler Wissenschaftlern (Kieler Obesity Prevention Study) gezeigt, dass fünf- bis siebenjährige leicht übergewichtige Kinder dafür prädestiniert sind, auch in den folgenden vier Jahren überdurchschnittlich an Gewicht zuzulegen.

Bereits die Jüngsten in unserer Gesellschaft leiden unter den Folgen von Übergewicht und mangelnder Fitness. 40 Prozent der Grundschüler klagen über Rückenschmerzen, 90 Prozent zeigen Haltungsschäden. Chronische Bewegungsfaulheit führt aber nicht nur zu körperlichen Einschränkungen. Auch die Psyche nimmt Schaden: Unruhe, Bewegungsunlust, Tapsigkeit, Labilität, Konzentrations- und Antriebsstörungen können die Folgen sein. Dicke Kinder fühlen sich häufig isoliert und haben ein mangelndes Selbstwertgefühl – eine Eigenschaft, die sich eigentlich in jungen Jahren herausbilden und stabilisieren sollte.

Die Folgen des Übergewichts bei Kindern

■ *Die Gelenke* an Füßen, Hüften und Knien werden durch hohes Körpergewicht stark beansprucht. Da sich dicke Kinder meist weniger bewegen als normalgewichtige Gleichaltrige, verfügen sie auch nicht über gut ausgebildete Muskeln, die die Körpermasse tragen könnten. Die Folgen sind häufig Haltungsfehler und Schmerzen.

■ *Die Blutwerte* kommen aus dem Gleichgewicht. Wie bei übergewichtigen Erwachsenen auch, verschlechtern sich bei dicken Kindern die Blutfettwerte, Blutdruck und Blutzuckerspiegel sind meist erhöht. Bereits in der Kindheit besteht somit ein erhöhtes Risiko für Herz-Kreislauf-Erkrankungen.

- Die *Gefäßwände* können sich entzünden, Arterien verstopfen.
- Stark übergewichtige Kinder laufen laut einer Studie an der Ulmer Universitäts-Kinderklinik Gefahr, bereits als Teenager an *Altersdiabetes* zu erkranken. (In beinahe allen Industrieländern hat sich die Zahl der an Altersdiabetes erkrankten Kinder in den letzten Jahren dramatisch erhöht.)
- Bereits übergewichtige Fünfjährige entwickeln ein negatives Selbstbild. Sie müssen die Hänseleien der anderen ertragen und die Kritik der Eltern aushalten. Das kann zu Minderwertigkeitsgefühlen, Angst- und Essstörungen oder Depressionen führen.

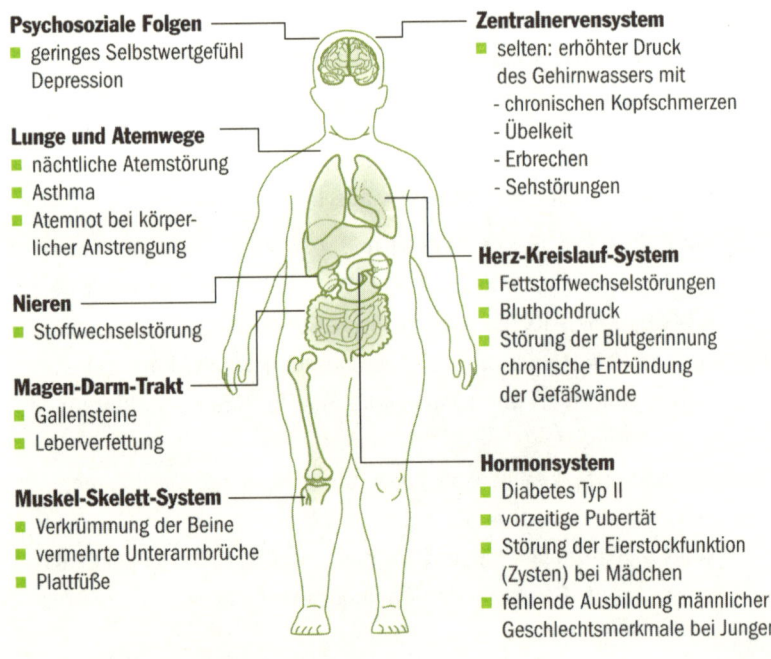

Psychosoziale Folgen
- geringes Selbstwertgefühl Depression

Lunge und Atemwege
- nächtliche Atemstörung
- Asthma
- Atemnot bei körperlicher Anstrengung

Nieren
- Stoffwechselstörung

Magen-Darm-Trakt
- Gallensteine
- Leberverfettung

Muskel-Skelett-System
- Verkrümmung der Beine
- vermehrte Unterarmbrüche
- Plattfüße

Zentralnervensystem
- selten: erhöhter Druck des Gehirnwassers mit
  - chronischen Kopfschmerzen
  - Übelkeit
  - Erbrechen
  - Sehstörungen

Herz-Kreislauf-System
- Fettstoffwechselstörungen
- Bluthochdruck
- Störung der Blutgerinnung chronische Entzündung der Gefäßwände

Hormonsystem
- Diabetes Typ II
- vorzeitige Pubertät
- Störung der Eierstockfunktion (Zysten) bei Mädchen
- fehlende Ausbildung männlicher Geschlechtsmerkmale bei Jungen

Quelle: Focus 52/2002

Unter den Folgen von Übergewicht bereits in jungen Jahren kann man ein Leben lang leiden. Denn meist werden aus übergewichtigen Kindern auch übergewichtige Erwachsene. Studien haben ergeben, dass zwei Drittel aller stark übergewichtigen Kinder zwischen 10 und 13 Jahren ein Leben lang unter Adipositas leiden werden.

All diese Ergebnisse zeigen, dass die früheste Kindheit entscheidend ist. Eltern müssen sich deshalb ihrer enormen Verantwortung bewusst sein. Eine Schlüsselrolle kommt dabei offenbar Müttern zu. Eine Studie hat beispielsweise gezeigt, dass Kinder übergewichtiger Mütter ein größeres Risiko tragen, ebenfalls zu viele Pfunde auf die Waage zu bringen. Frauen sind immer noch hauptsächlich für den Haushalt und die Kindererziehung verantwortlich und spielen deshalb als Vorbild in diesen Bereichen eine größere Rolle.

Nun könnte man indes meinen: Wenn der Nachbarsjunge oder ein Dutzend Mitschüler ebenfalls etwas moppelig ist, fällt ja auch das Übergewicht des eigenen kleinen Dickerchens nicht besonders auf. Es scheint ja völlig normal zu sein, ein paar Kilos mehr zu wiegen.

Leider ist das Gegenteil der Fall. Der gestiegene Anteil Übergewichtiger geht in der Regel nicht mit einer höheren Akzeptanz einher. Dicke Kinder müssen häufig die Ablehnung Gleichaltriger aushalten, die bei den Jüngsten bisweilen brutaler sein kann als der Umgangston in einer Großküche.

Der Sportsoziologe Ansgar Thiel von der Universität Tübingen wollte dies genau wissen. Im Jahr 2007 befragte er 450 Schüler zwischen 10 und 15 Jahren. Die Kinder sollten sich Fotos von Gleichaltrigen ansehen und anschließend darüber Auskunft geben, wie intelligent, hübsch oder faul sie diese Kinder einschätzten. Der Wissenschaftler zeigte den jungen Probanden Fotos von Jungen und Mädchen, jeweils normalgewichtig, übergewichtig und im Rollstuhl sitzend. Die Ergebnisse, kommentierte Thiel

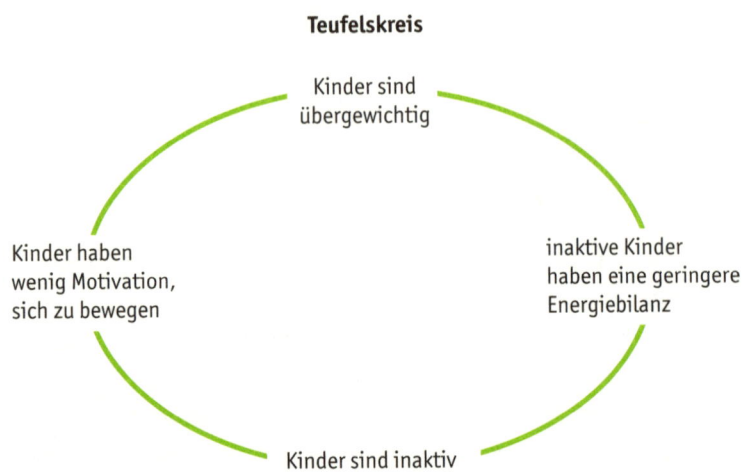

anschließend, seien »erschreckend«: Adipöse Kinder wirkten auf die Probanden am wenigsten sympathisch, und sie wurden am seltensten als Spielkamerad bevorzugt. 87 Prozent der Befragten entschieden sich in der Kategorie »am wenigsten hübsch« für die dicken Gleichaltrigen.

Fast noch schlimmer ist, dass die übergewichtigen Kinder am häufigsten mit schlechten Charaktereigenschaften in Verbindung gebracht wurden. Eine große Mehrheit der Befragten nahm sie als faul und dumm wahr.

Für die betroffenen Kinder ist es extrem schwierig, aus dieser Situation wieder herauszukommen. Es ist ein Teufelskreis, in dem sie sich befinden: Wegen ihres Übergewichts fallen ihnen Sport und Aktivität schwer. Womöglich werden sie auch von anderen gehänselt oder sie fürchten, sich in Sportkleidung vor den anderen lächerlich zu machen. Als Folge davon bewegen sie sich immer weniger. Dies wiederum begünstigt das Ansammeln weiterer Pfunde.

Die Fast-Food-Generation:
Was Kinder essen und welche Folgen das hat

Der Schulranzen ist nur akzeptabel, wenn er das richtige Logo trägt. Die Schuhe müssen unbedingt von der gleichen Firma sein wie die von Anton, Noah, Lisa und Jasmin. Und das Polo-Shirt ist höchstens dann cool, wenn es das Emblem des derzeit angesagten englischen Herstellers trägt. Bereits Vorschulkinder sind extrem markenfixiert.

Wie bei der Kleidung trifft das auch aufs Essen zu. Schon sehr früh prägen Fast-Food-Marken den Geschmack. In einer US-amerikanischen Studie setzten Kinderärzte drei- bis fünfjährigen Probanden identische Hamburger, Pommes frites und panierte Hühnchenmasse in unterschiedlichen Verpackungen vor – mit dem Ergebnis, dass der großen Mehrheit der jungen Testesser jenes Fast-Food-Essen am besten schmeckte, welches in Mc-Donald's-Kartons serviert wurde.

Ganz so extrem wie in den USA scheint es bei uns noch nicht zu sein. In der neuen Welt konsumieren 30 bis 40 Prozent der 2- bis 19-Jährigen mindestens jeden zweiten Tag Fast Food. Bei uns essen Jungen und Mädchen zwischen 3 und 17 Jahren nur etwa ein- bis dreimal im Monat Bratwurst, Hamburger, Döner oder Fertigpizza.

Allerdings wissen Ernährungswissenschaftler, dass Jungen weitaus häufiger zu fetten Speisen greifen als Mädchen. Laut der KIGGS-Studie des Robert-Koch-Instituts essen 18 Prozent aller Jungen mindestens einmal pro Woche Fast Food und Knabberartikel, während nur 9 Prozent aller Mädchen diese Angabe machten. Und noch etwas haben Studien gezeigt: Mit steigendem Alter nimmt der Konsum von Cola, Limo und anderen Zuckerwassern zu. Schokolade und Süßigkeiten werden hingegen zunehmend uninteressanter. Dafür beißen Jugendliche häufiger in Hamburger, Currywurst und Pommes.

Die Folgen dieser Art von Ernährung: Kinder, die Fast-Food-Produkte bevorzugen, sind überernährt. Sie nehmen zu viel Energie auf – was durch Sport und Bewegung meist nicht kompensiert wird.

Dickmacher Fernsehen

Die Auswirkungen exzessiven Fernsehens oder Computerspielens sind in mehrfacher Hinsicht fatal. Zum einen geht jede Minute, in der ein Kind noch so spannende virtuelle Abenteuer erlebt, auf Kosten von Bewegung an der frischen Luft. Je älter Kinder sind, umso mehr wird in die Röhre geschaut: Während Fünftklässler täglich etwa zwei Stunden fernsehen, sitzen ihre vier Jahre älteren Mitschüler bereits zweieinhalb Stunden pro Tag vor der Glotze – an Schultagen wohlgemerkt; an Samstagen und Sonntagen legen die Kids noch jeweils etwa eine Stunde zusätzlich obendrauf.

Schädlich ist diese Art von Medienkonsum aber vor allem, weil für viele Kinder und Jugendliche offenbar Fernsehen und Essen genauso zusammengehören wie Franz Beckenbauer und Fußball. »Bedeutsam für das Gesundheitsverhalten ist in diesem Zusammenhang, dass die Dauer des Fernsehens zugleich mit dem Ausmaß des Konsums eher ungesunder Speisen einhergeht«, erklärt der Gesundheitspsychologe Johannes Klein-Heßling. Eigene Erfahrungen dürften diese These bestätigen: Dass Kinder sich ein Schälchen mit Rohkoststicks, Vollkornschnitten und Salatherzen neben den Bildschirm stellen, ist ungefähr so wahrscheinlich wie das allabendliche, penible Aufräumen des eigenen Zimmers. Chips, Flips und Schoko-Flocken als bevorzugter Imbiss sind da schon realistischer.

Dass die Glotzerei den Appetit anregt, ist leicht nachvollziehbar. Die meisten Kinder erfahren zum ersten Mal aus der Werbung von dem coolen Knabbergebäck, der »Fitmacher«-Schokolade oder der leckeren Nuss-Nougat-Creme, die ja schließlich auch der Profi-Sportler im Kühlschrank stehen hat. 30 Prozent der gesamten Werbezeit richten sich an Kinder. Leider bewerben die PR-Strategen nicht etwa kindgerecht Rohkost-Snacks oder Mineralwasser, sondern vor allem zucker- und fettreiches Knabberzeug wie Schokolade, Eis oder Fast Food.

Auch in anderer Hinsicht ist Fernsehen schädlich. Wissenschaftler der Universität des Saarlandes haben herausgefunden, dass sich Fernsehen und häufiges Computerspielen auch auf den Gleichgewichtssinn auswirken. In einer Aktion mit 1 600 Kindern stellten die Orthopäden fest, dass es 60 Prozent der kleinen Probanden an Körpergefühl mangelte, viele wiesen Haltungsschwächen und -schäden auf. Dies hängt vermutlich damit zusammen, dass das häufig lang andauernde Sitzen den Halte- und Bewegungsapparat einseitig belastet und die Muskulatur sich nicht entwickeln kann.

Wie segensreich sich ein sanfter Fernsehentzug auf Figur und Fitness von Kindern auswirkt, zeigten US-Forscher 2008 in einer erstaunlichen Studie. Kinderärzte der State University in New York beobachteten zwei Jahre lang Vier- bis Siebenjährige. Die Probanden befanden sich alle an der Grenze zum Übergewicht oder sie waren bereits übergewichtig. Sie saßen alle viele Stunden pro Tag vor Computer oder Fernseher. 24 Monate später, also am Ende des Versuchs, hatte sich die Fernsehzeit der Kleinen täglich um durchschnittlich 2,5 Stunden reduziert, und die Kinder nahmen weniger kalorienreiche Kost zu sich.

Wie war so etwas möglich? Die Kinder verloren nicht etwa plötzlich das Interesse an Gameshows oder Zeichentrickfilmen. Ursache für diese enorme Reduzierung war vielmehr eine Software, welche die Forscher in Fernsehern und Computern der Haushalte installiert hatten. Wollte ein Familienmitglied eines der beiden Geräte benutzen, musste erst ein Code eingegeben werden, von da an lief die Zeit. Die Forscher hatten Eltern wie

Kindern individuelle Zeitkonten zugeteilt. Erreichte beispielsweise der sechsjährige Junior sein wöchentliches Fernsehlimit schon am Mittwoch, half kein Quengeln, kein Jammern und kein Zetern – der Bildschirm blieb bis Sonntag schwarz.

Die Wissenschaftler verordneten aber keinen Radikalentzug. Anfangs reduzierten sie die Zeit vor den Geräten um jeweils 10 Prozent pro Woche – bis die Fernsehsüchtigen nach fünf Wochen nur noch halb so lang vor der Mattscheibe saßen. Schafften es die Kinder, sogar noch unter ihrem Zeitlimit zu bleiben, winkte eine Belohnung in Form von Stickern auf einer Tafel oder kleinen Geldbeträgen.

Ein kleines, einfaches Hilfsmittel hatte somit geschafft, was Eltern oft in zähen Diskussionen und Streitigkeiten nicht erreichen. »Das Entscheidende war wohl, dass es keine Regel gab, wie etwa, überhaupt nicht fernsehen zu dürfen, bis die Hausaufgaben gemacht sind. Hier konnten die Kinder selbst entscheiden, wann sie fernsahen«, erklärte Studienautor Leonard Epstein.

Tipp
- Stellen Sie zunächst fest, wie lange Ihr Kind pro Woche tatsächlich fernsieht. Notieren Sie jeden Tag exakt die Zeiten auf einem großen Blatt Papier oder Pappkarton und hängen Sie diese Tabelle für jeden sichtbar auf.
- Kinder über zwei Jahre sollten nicht länger als zwei Stunden pro Tag vor dem Bildschirm sitzen. Kinder unter zwei Jahren sollten überhaupt nicht fernsehen.
- Begrenzen Sie die wöchentliche Fernsehzeit auf ein bestimmtes Limit. Bleibt Ihr Kind darunter, darf es eine Sonne oder einen Smiley in den Wochenkalender malen. Nach vier solcher Belohnungszeichen hat Ihr Kind einen Wunsch frei (sofern er nichts mit Fernsehen oder Fast Food zu tun hat).

■ Geräte, die eine bessere Kontrolle der Fernsehzeit ermöglichen, sind auch in Deutschland erhältlich. Die Kinder erhalten dafür Münzen, die der Hersteller (zum Beispiel VisorTech) mitliefert. Je nach Anzahl der eingeworfenen Münzen kappt das Gerät nach Ablauf der Zeit die Verbindung zwischen Antenne und Fernseher, von DVD oder Spielkonsole.

So fit sind Kinder heute

Schon lange, bevor das Thema »dicke Kinder« in den Medien diskutiert wurde, bemühten sich Wissenschaftler, die Konstitution von Jugendlichen wissenschaftlich zu erfassen. Eine der ersten internationalen Vergleichsstudien zur Fitness von Kindern veröffentlichten Forscher bereits im Jahr 1954. Das Ergebnis des Autorenteams Hans Kraus und Ruth Hirschland warf vor allem ein schlechtes Licht auf den amerikanischen Lebensstil. In Tests zur Köperhaltung und zur muskulären Leistungsfähigkeit erzielten europäische Kinder weit bessere Resultate als amerikanische. Fast 60 Prozent der US-Kinder versagten bei mindestens einer der Testkomponenten, während in Europa die Zahl unter 10 Prozent lag. Deutsche Eltern konnten sich also beruhigt zurücklehnen: Bei uns ist ja demnach alles in bester Ordnung.

Doch der Wandel kam schneller, als es viele geahnt hätten. 50 Jahre später befinden sich europäische Kinder auf dem besten Weg, an amerikanische Gleichaltrige aufzuschließen. Im Alltag deutscher Jungen und Mädchen verkümmert das von Geburt an natürliche Bedürfnis nach Bewegung immer stärker. Die Sportwissenschaftlerin Sigrid Dordel spricht in dem Zusammenhang von einer »Verhäuslichung der heutigen Kindergeneration«. Schon in den neunziger Jahren brachten Wissenschaftler die veränderte

Bewegungswelt von Kindern mit »Urbanisierung, Mediatisierung, Massenkonsum, Verhäuslichung und Sozialumbruch« in Verbindung. Eine höhere Verkehrs- und Wohndichte trieb die Kinder in die Wohnungen. Spiele im Freien sind viel gefährlicher als noch zur Zeit der jetzigen Elterngeneration. Heute bedeutet Spielen nicht mehr, draußen mit dem Fahrrad oder mit den Rollschuhen die Nachbarschaft unsicher zu machen. Vielmehr sitzt das Durchschnittskind allzu oft Nachmittage im Zimmer und kämpft gegen Computermonster. Das körperliche Training beschränkt sich dabei auf jene Hand- und Unterarmmuskeln, die man braucht, um Maus oder Joystick zu bedienen. Früher galt Stubenarrest als Strafe – heute empfinden es viele Kinder als Zumutung, wenn sie den Computer ausschalten und nach draußen gehen sollen. Und erschreckenderweise geben Kinder als einen der häufigsten Gründe für chronische Bewegungsarmut an, dass sie keine Zeit zum Sport hätten.

In vielen Familien ist es mittlerweile völlig normal, ein ganzes Wochenende lang die eigenen vier Wände nicht zu verlassen. Und wenn die Kleinen mal zu laut werden sollten, wird eben schnell eine DVD eingelegt, dann kehrt wieder Ruhe ein. »Der Fernseher ist kein Babysitter«, mahnte Bundesfamilienministerin Ursula von der Leyen im Dezember 2007.

Dabei wäre es ein Fehlschluss anzunehmen, Kinder würden sich nicht gerne bewegen. Ein Großteil der Kinder und Jugendlichen ist durchaus körperlich aktiv. Der KIGGS-Bericht des Robert-Koch-Instituts ergab, dass drei Viertel der Jungen und Mädchen im Alter von drei bis elf Jahren mindestens einmal pro Woche Sport treiben, über ein Drittel von ihnen sogar dreimal oder häufiger.

Aber genauso richtig ist leider auch: Etwa jedes vierte Kind zwischen drei und elf Jahren bewegt sich nur gelegentlich, jedes achte kennt Sport und Bewegung bestenfalls aus dem Fernsehen. Und 78 Prozent sind nicht täglich aktiv.

Wie miserabel es um die Fitness deutscher Kinder bestellt ist, belegte 2007 erstmals die repräsentative Untersuchung des Kinder- und Jugendgesundheitssurveys. Für Fragen zum Bewegungsalltag luden Sportwissenschaftler der Universität Karlsruhe mehr als 4500 Kinder aus dem gesamten Bundesgebiet zum Test (www.motorik-modul.de). Die Schüler sollten unter anderem auf einem Bein stehen, rückwärts balancieren und mit der Hand Linien nachfahren. Über wie viel Kraft die Kinder verfügen, maßen die Forscher mit einem Weitsprung aus dem Stand. Für eine Einschätzung der Beweglichkeit und Ausdauer sollten die Kinder Rumpfbeugen machen und auf dem Fahrradergometer treten.

Testergebnisse zur Fitness von Kindern

- 86 Prozent der jungen Probanden schafften es nicht, beim Balancier-Test eine Minute ohne Bodenberührung auf einem Bein zu stehen. Mädchen schnitten etwas besser ab als Jungen.
- Bei Rumpfbeugen erreichten 53 Prozent der Jungen und 33 Prozent der Mädchen mit den Händen nicht das Fußsohlenniveau – und das, obwohl Kinder eigentlich im Unterschied zu Erwachsenen von Natur aus noch sehr gelenkig sind.
- Bei der Messung der Kraft mittels Standweitsprung zeigte sich, dass sich die Kinder im Vergleich zur gleichen Untersuchung aus dem Jahr 1976 um 14 Prozent verschlechtert hatten.
- Über ein Drittel der Probanden war nicht in der Lage, zwei oder mehr Schritte auf einem drei Zentimeter breiten Balken rückwärts zu balancieren.

Für Wissenschaftler unterstrichen diese Ergebnisse die Notwendigkeit, mit gezielten Programmen und Aktionen die Kinder wieder verstärkt in Bewegung zu bringen. Damit der Organismus von Bewegung profitiert, ist es indes nötig, regelmäßig und über einen bestimmten Anstrengungsgrad hinaus aktiv zu sein: Die Kinder müssen gelegentlich außer Atem und ins Schwitzen kommen.

Bei Profi-Fußballern finden das viele Jugendliche ja auch gut – der Stürmer, der mit dreckverschmierten Shorts, aufgeschürften Knien und schweißnassem Trikot in Richtung gegnerisches Tor spurtet! Aber sich selbst anstrengen oder gar ein paar Schweißtröpfchen am Rücken spüren? Mega-uncool! Wenn schon sporteln, dann aber bitte ganz lässig. Sportwissenschaftler haben festgestellt, dass nicht nur die Dauer, sondern auch die Intensität körperlicher Bewegung abzunehmen scheint. In einer Umfrage der Universität Karlsruhe unter Grundschülern erklärten weniger als die Hälfte der Kinder, beim Sport ins Schwitzen oder außer Atem zu kommen. Und in einer anderen Untersuchung gaben weniger als 10 Prozent der zwölfjährigen Mädchen an, sich beim Sportunterricht richtig anzustrengen.

Cowboy, Indianer oder »Wer hat Angst vorm schwarzen Mann«: War früher wirklich alles besser?

Wie hat die Bewegungswelt der Kinder vor 20, 30 oder 40 Jahren ausgesehen? War sie wirklich um so vieles besser, wie es immer heißt? – Was die Möglichkeiten, sich auszutoben und draußen zu spielen betrifft, lautet die Antwort: eindeutig ja.

Noch 1970 tollten Kinder durchschnittlich drei bis vier Stunden pro Tag im Freien herum. Sie dachten sich Straßenspiele wie Gummitwist oder das Kästchenspringen aus, und die Wohngegend wurde zum Wilden Westen.

Will man jedoch die körperliche Fitness heutiger Kinder mit jener vergleichen, welche ihre Eltern oder Großeltern besaßen, als sie im gleichen Alter waren, muss man etwas genauer hinsehen. Zwar gibt es Untersuchungen aus der damaligen Zeit, denn bereits seit den fünfziger Jahren messen Forscher in unzähligen internationalen und nationalen Studien, welche körperlichen Leistungen Kinder erbringen können.

Ein Vergleich zwischen gestern und heute ist dennoch nicht ganz einfach. Unter anderem muss man berücksichtigen, dass Kinder und Jugendliche heute im Durchschnitt größer und schwerer sind als ihre Altersgenossen Jahrzehnte zuvor. Teilweise kann sich das sogar positiv auf die körperlichen Fähigkeiten auswirken, etwa bei einer Testaufgabe wie Medizinballstoßen, bei der die Körpermasse unmittelbaren Einfluss auf die Leistung hat.

Daher zeigen die Ergebnisse unterschiedlicher Studien auch unterschiedliche Tendenzen. Beinahe alle wissenschaftlichen Untersuchungen kommen aber zu dem Ergebnis, dass heutige Kinder und Jugendliche nicht mehr die Leistungen von Gleichaltrigen aus den 1970er oder 1980er Jahren erbringen können. Eigene Ergebnisse der Universität Karlsruhe, die 2003 im ersten Kinder- und Jugendsportbericht veröffentlicht wurden, zeigten, dass sich innerhalb der letzten 25 Jahre die körperlichen Fähigkeiten der Kinder um durchschnittlich 10 Prozent verschlechtert haben. Andere Untersuchungen sprechen sogar von einem Leistungsabfall von knapp 30 Prozent. Nach Einschätzung der Experten ist dafür vermutlich ein zunehmender Bewegungsmangel verantwortlich, der bereits im Kindes- und Jugendalter einsetzt.

Besonders düster sieht es heute bei der Koordination aus – jener Fähigkeit, die uns erlaubt, Bewegungen exakt und aufeinander abgestimmt auszuführen (Genaueres zum Thema Koordination finden Sie ab Seite 113). In Tests mit Kindern messen Wissenschaftler dies zum Beispiel mit Aufgaben wie Ballprellen oder Zielwerfen. So verfügen Erstklässler heute über eine deutlich schlechtere Gesamtkoordination als Gleichaltrige vor 20 Jahren.

Untersuchungen der Universität Karlsruhe verglichen die Leistungen von Zehnjährigen über einen Zeitraum von 20 Jahren, und zwar mit zehn identischen Aufgaben. Um durchschnittlich 10 bis 20 Prozent verringerte sich der Fitnesszustand der Kleinen zwischen 1976 und 1996. Unter anderem sollten die Kinder sechs Minuten lang laufen, so weit sie konnten, und ihre Beweglichkeit bei Rumpfbeugen unter Beweis stellen. 1976 schaffte es ein Grundschulkind in diesem Sechsminutenlauf über die 1 000 Metermarke hinaus und erreichte beim Rumpfbeugen mühelos den Boden. 1996 liefen die Kinder 100 Meter kürzer, und beim Beugen konnten sie nicht einmal mehr ihre Zehenspitzen berühren. Besonders interessant bei diesen Ergebnissen war, dass vor allem die Bewegungsmuffel unter den Kindern schlecht abschnitten. Gleichaltrige, die in einem Verein aktiv waren, zeigten mehrheitlich gute Leistungen.

Aber nicht nur Fitness und motorische Fähigkeiten unserer Kinder sind am Verkümmern, auch das körperliche und psychische Wohlbefinden – und damit die Gesundheit generell – haben sich verschlechtert. Im Jahr 2000 befragte ein Forscherteam der Universität Karlsruhe mehr als 1 400 Grundschüler aus 66 Klassen in Ost- und Westdeutschland. Die Ergebnisse fanden die Wissenschaftler »sehr erschreckend«. Die Hälfte aller Grundschulkinder klagte über gesundheitliche Probleme, manches schien psychosomatisch. Knapp ein Fünftel der Mädchen gab an, »fast immer« unter Kopf- und Magenschmerzen zu leiden. Beinahe jeder sechste Grundschüler litt unter Schlafstörungen. Mit zunehmendem Alter bekamen die Kinder Händezittern und Herzklopfen.

Sicherlich sind diese erschütternden Ergebnisse auf mehrere Ursachen zurückzuführen. So sind die Anforderungen, die Kin-

Gesundheitliche Beschwerden von Kindern

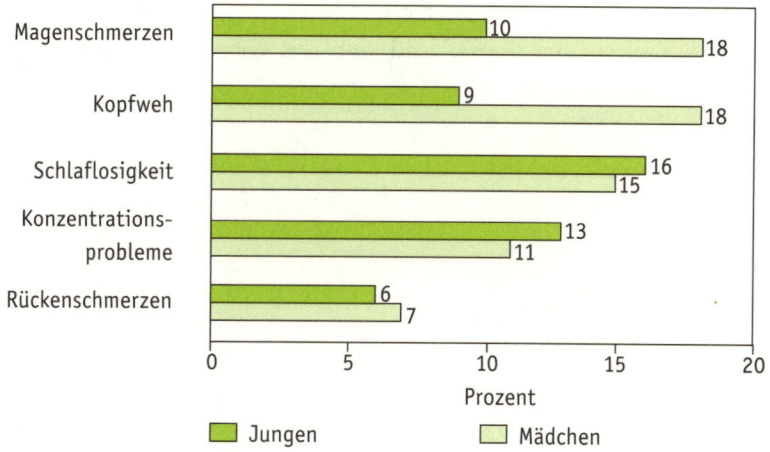

Magenschmerzen 10 / 18
Kopfweh 9 / 18
Schlaflosigkeit 16 / 15
Konzentrationsprobleme 13 / 11
Rückenschmerzen 6 / 7

Prozent

☐ Jungen   ☐ Mädchen

Quelle: Bös, Opper, Woll (2002)

der heute zu erfüllen haben, höher als noch vor 20 bis 30 Jahren. Der Druck, dem Kinder schon in den ersten vier Schuljahren ausgesetzt sind, ist enorm. So berichteten Grundschullehrer in einer Dokumentation des Bayerischen Fernsehens im Jahr 2007, dass sich manche ihrer Schüler zum Geburtstag nicht mehr »alles Gute« wünschten, sondern »dass du es ins Gymnasium schaffst«.

Umso wichtiger ist es, dass Kinder Sport treiben und sich bewegen. Hier haben sie Erfolgserlebnisse, hier entwickeln sie ein positives Körpergefühl und können abschalten. Sport wirkt entspannend, ausgleichend, und er macht fröhlich.

Besonders bedenkenswert ist in diesem Zusammenhang, dass das Fach Sport in der Schule immer weniger Bedeutung hat. Sportwissenschaftler und einige Politiker fordern deshalb, das Pensum zu erhöhen. Damit könnte man auch dem Problem »Übergewicht« bei Kindern und Jugendlichen entgegenwirken. Wissenschaftler der Universität Leipzig haben dies in einer Studie belegt. Sie untersuchten, wie sich eine Erweiterung des Sportunterrichts auf eine Stunde täglich im Vergleich zu den herkömmlichen zwei Sport-Wochenstunden auswirkt. Mit dem Ergebnis, dass der Anteil der übergewichtigen Kinder von 12 auf 9 Prozent zurückging und sich die körperliche Leistungsfähigkeit verbesserte.

Die positiven Auswirkungen von Bewegung auf Körper und Geist

Das Vorschulkind oder den Erstklässler interessiert es wahrscheinlich herzlich wenig, ob das wöchentliche Handballtraining den Blutdruck senkt, ob es Osteoporose vorbeugt oder das Risiko mindert, in einigen Jahren ein metabolisches Syndrom zu entwickeln. Kein Wunder: Kinder sind in der Regel ja auch gesund. Sie haben im Normalfall weder Herzprobleme noch Raucherlungen oder tragen ein erhöhtes Risiko für einen Schlaganfall. Für die jungen Sportler sind ganz andere Dinge entscheidend, etwa: »Wer ist sonst noch in meiner Mannschaft?«, »Ist der Trainer nett?« oder gar »Wo bekommt man diese coolen Snowboard-Klamotten her?«

Für Sie als Eltern ist es aber durchaus wichtig zu wissen, dass Sport eine ganze Kaskade positiver Wirkungen hervorruft – nicht nur kurzfristig, sondern – in vielleicht noch stärkerem Maße – auf lange Sicht. Sportmediziner wissen heute, dass ein aktives Kind später, wenn es erwachsen ist, ein besseres Herz-Kreislauf-System, eine ökonomischere Atmung und ein stabileres Immunsystem aufweist als Gleichaltrige, die ihre Kindheit vor Computer und Fernseher verbracht haben.

»Körperliche Aktivität gilt als Katalysator für die motorische Entwicklung«, sagt die Sportwissenschaftlerin Sigrid Dordel von der Deutschen Sporthochschule in Köln. Bewegung ermöglicht es einem Kind, sich aktiv mit seiner Umwelt auseinanderzusetzen. »Erfahrungen mit dem eigenen Körper sind die Grundlage der

Kommunikation mit der eigenen Person und mit anderen. Die Wahrnehmung von Raum und Zeit, die zunehmend in unserer Computerwelt und über das Fernsehen verloren geht, kann nur über die Körpererfahrung erlernt und stabilisiert werden«, meint die Freiburger Sportmedizinerin Ulrike Korsten-Reck.

Deshalb ist es kein Luxus, sondern eine Notwendigkeit, ein Leben lang Sport zu treiben. Nicht die Einnahme von Medikamenten oder das Verbannen von Zigaretten aus dem Alltag sehen Forscher heute als die dringendste Empfehlung zur Erhaltung der Gesundheit und zur Steigerung eines guten Lebensgefühls an, sondern schlicht mehr Sport und Bewegung. Und die gute Nachricht dabei ist: Bewegung gibt es ganz umsonst und für jeden. Um den Spaß daran zu entdecken, kann schon ein Fußball genügen.

»Regelmäßige körperliche Aktivität ist einer der wichtigsten Einflussfaktoren auf die Gesundheit und das Wohlbefinden«, konstatiert auch Thomas Lampert vom Robert-Koch-Institut im KIGGS-Bericht. Sie wirkt vorbeugend gegen viele Volkskrankheiten wie Diabetes mellitus Typ II (sogenannte Altersdiabetes), Herz-Kreislauf-Erkrankungen, Darmkrebs, Osteoporose oder Rückenschmerzen.

Bei Kindern ist dieser Zusammenhang weniger klar belegt – allein schon deshalb, weil chronische Krankheiten wie Schlaganfall, Osteoporose oder Diabetes Typ II bei jungen Menschen äußerst selten auftreten. Dennoch ist Bewegung an der frischen Luft oder in der Turnhalle für Kinder noch wichtiger als für Erwachsene. Sie ist »eine wesentliche Voraussetzung für ein gesundes Aufwachsen«, sagt Thomas Lampert. Denn sie fungiert als Investition in die eigene Zukunft.

Bestimmte Effekte, etwa die positiven Wirkungen auf die Knochengesundheit, wirken sich nämlich erst im Erwachsenenalter aus. Wer seine Kindheit also mehrheitlich auf dem Fußballplatz, im Schwimmbad oder beim Kraxeln auf Bäumen verbringt, startet mit den besten körperlichen, geistigen und seelischen Voraussetzungen ins Erwachsenenleben.

Die kurzfristigen Effekte bei Ihrem aktiven Kind können Sie sofort sehen. Laut Studien sind Kinder, die täglich Sport treiben, wesentlich fitter als Gleichaltrige, die sich höchstens einmal pro Woche bewegen. Die positiven Wirkungen entfalten sich vor allem bei der Kraftausdauer, der Koordination und der Schnellkraft. (Was diese Begriffe im Detail bedeuten, erfahren Sie ab Seite 105.) Zudem profitiert das Herz-Kreislauf-System. Der Haltungs- und Bewegungsapparat wird kräftiger, die Bewegungen werden insgesamt geschmeidiger und sicherer. Deshalb haben fitte Kinder häufig weniger Unfälle. Doch körperliche Fitness wirkt sich auch auf die Psyche aus. Sie schützt vor psychosomatischen Beschwerden und stärkt Selbstbewusstsein sowie das generelle Wohlbefinden.

Dies ist Kindern und Jugendlichen selbst offenbar sehr wohl bewusst. Bei einer Befragung im Jahr 2002 unter hessischen Kindern schätzten jene Jugendliche, die nur einmal pro Woche körperlich aktiv sind, ihren Gesundheitszustand schlechter ein als jene Kinder, die mindestens dreimal pro Woche Sport treiben.

Die Effekte im Überblick

Körperlich
- leistungsfähiges Gehirn
- widerstandsfähiges Immunsystem
- gute Haltung
- gute Durchblutung
- stabiles Herz-Kreislauf-System
- Vermeidung von Diabetes mellitus

- Verbesserung von Ausdauer, Dehnfähigkeit, Kraft und Koordination
- höherer Muskelanteil, dadurch langfristig höherer Energieverbrauch
- gute Blutfettwerte
- hohe Knochendichte
- optimale Gesundheitsschancen fürs spätere Leben

Geistig
- starkes Selbstbewusstsein
- gesundes Selbstwertgefühl
- gut entwickeltes Sozialverhalten, mehr Freunde
- generelles Wohlbefinden
- hohe Gelassenheit in Stresssituationen
- große Konzentrationsfähigkeit
- höhere Belastbarkeit
- Verbesserung der Leistungen in der Schule
- Schutz vor Depressionen
- Entwicklung eines umfassenden Körper- und Gesundheitsbewusstsein

Nach unserer Einschätzung treten diese Effekte nur auf, wenn Sport regelmäßig – mindestens zwei- bis dreimal pro Woche – und intensiv betrieben wird. Die Kinder müssen dabei außer Atem und ins Schwitzen kommen.

Starke Muskeln, leistungsfähiges Gehirn: Die Effekte von Bewegung auf den Körper

Studien haben die positiven Auswirkungen von Sport und Bewegung auf den gesamten Körper vielfach belegt. Hier die Effekte im Einzelnen:

Atmung

Regelmäßiges, wohldosiertes Training führt dazu, dass in der Lunge vermehrt Lungenbläschen und Kapillaren gebildet werden. Dies ist die Voraussetzung für eine ökonomischere Atmung. Belastungen wie Treppen steigen oder ein kurzer Sprint fallen dadurch leichter.

Knochendichte

Mit dem Älterwerden nehmen bei jedem Menschen die Rückbildungsprozesse von Knochen und Knorpeln zu. Das ist ganz normal. Bewegungsreize helfen indes, diese Verkümmerungen auf ein Minimum zu reduzieren. Aktive Kinder, das haben Studien vielfach belegt, besitzen eine höhere Knochendichte. Nach Verletzungen wie Knochenbrüchen sind diese Bewegungsreize sogar besonders wichtig, da sie in der Rehabilitation eine schnellere Heilung ermöglichen.

Noch wichtiger sind jedoch die positiven Langzeitwirkungen. Kinder, die zum Ende der Wachstumsphase eine hohe Knochendichte aufweisen, tragen ein deutlich geringeres Risiko, im Alter an Osteoporose zu erkranken. Ein guter Grund, sich schon in der Kindheit ein sattes »Knochenkapital« anzulegen!

Muskulatur

Muskeln spielen eine entscheidende Rolle beim Energieverbrauch, dem sogenannten Grundumsatz. Durch ständige Bewegungsreize verringert sich der Anteil an Fettgewebe, gleichzeitig nimmt die Muskelmasse zu, und der Grundumsatz steigt. Dieser Zuwachs an Muskeln wiederum regt den Stoffwechsel an – mit dem erfreulichen Nebeneffekt, dass das Abnehmen dadurch erleichtert wird.

Bereits während der körperlichen Aktivität erhöht sich der Energieverbrauch Ihres Kindes und es verbrennt mehr Fett. Dieser Effekt hält sogar noch Stunden nach dem Bewegungsprogramm an. Wissenschaftler nennen dies den »Nachbrenneffekt«.

Natürlich geht es nicht darum, aus Ihrem Kindergartenkind einen kleinen Mister Universum zu machen. Das wäre nicht nur gefährlich – es ist physiologisch auch gar nicht möglich. Den größten Zuwachs an Muskelmasse erfahren Kinder (vor allem Jungen) wegen der hormonellen Umstellung während und nach der Pubertät.

Gehirn

Es ist eine der derzeit spannendsten Fragen, mit der sich Neurowissenschaftler beschäftigen: Wie wirken sich Sport und Bewegung auf die Leistungs- und Funktionsfähigkeit des Gehirns aus? Nach allem, was man bislang weiß, scheinen die Effekte überragend zu sein.

»Das Gehirn ist das am meisten veränderbare Organ des Menschen. So kurios das klingt: Körperliche Aktivität trainiert es besser als geistige«, erklärt der Kölner Sportmediziner Wildor Hollmann. Bereits in den achtziger Jahren entdeckte der renommierte Wissenschaftler, dass körperliche Aktivität das Lernvermögen enorm steigert, und er berichtet augenzwinkernd, wie auch sein privates Umfeld von seiner Forschung profitiert: »Früher habe ich zu meinen Enkeln immer gesagt: Mensch, sitz doch mal still. Heute denke ich: Lass die Kinder nur hopsen, das unterstützt die Bildung der Synapsen im Gehirn.«

Inzwischen haben viele Studien eindeutig belegt: Jede Art von körperlicher Arbeit erhöht die Durchblutung des Gehirns. Allein beim Gehen, fanden Wissenschaftler heraus, fließen 13 Prozent mehr Blut durchs Gehirn. Unser Denkorgan wird dadurch verstärkt mit Sauerstoff versorgt. Die Verbindungen zwischen den Nervenzellen verdichten sich, gleichsam einem Netz, das immer engmaschiger gewoben wird. Bei Erwachsenen konnten Neurowissenschaftler nachweisen, dass Sport auch zur Neubildung von Neuronen führt. Wie Knospen an einer Pflanze bilden sich immer mehr Nervenzellen, und die Kapazität des Gehirns steigt. Bewegung stärkt damit das Denken und vergrößert das Volumen unseres Denkorgans. Wer sich viel bewegt, ist also nicht nur körperlich fitter, sondern auch geistig.

Möglich wurde diese Art von Forschung erst durch die enormen Fortschritte in der Medizintechnik. Wissenschaftler können heute mithilfe moderner Technikverfahren wie der Magnetresonanztomographie dem lebenden Menschen ins Gehirn schauen – also dem Gehirn beim Denken zusehen. Bis auf Zellebene ist es Medizinern dadurch möglich, Veränderungen und Reaktionen im Denkorgan des Menschen zu beobachten.

Nicht nur Schwimmen, Volleyball, Tennis, Fußball oder Tanzen bringt im Gehirn ein molekulares Räderwerk in Schwung und verbessert somit die Denkleistungen. Vor allem Ausdauersportarten wie Joggen, Radfahren, Skaten oder Schwimmen führen laut Studien zu einem besseren Arbeitsgedächtnis und einer besseren Konzentrationsfähigkeit.

Dass auch bei Kindern körperliche Fitness in direktem Zusammenhang mit dem Wachstum von Nervenzellen steht, haben US-Hirnforscher unlängst belegt. Die Wissenschaftler beobachteten mehrere Monate lang 259 Dritt- und Fünftklässler. Die Kinder, die sich am meisten bewegten, erreichten auch die besten Schulnoten. Und Studien der Sporthochschule Köln zeigten, dass Kinder, deren koordinative Fähigkeiten besonders stark ausgeprägt waren, deutlich besser in Konzentrationstests abschnitten. Bessere Argumente dafür, den Schulsport auszuweiten (und nicht etwa zu beschränken, wie es derzeit der Fall ist), gibt es wohl nicht.

Herz-Kreislauf

Bei Erwachsenen sind die segensreichen Wirkungen von Sport und Bewegung auf das Herz-Kreislauf-System vielfach belegt. Bei Kindern und Jugendlichen existieren hierzu bislang nur wenige Studien, aber Forscher vermuten, dass die Effekte ähnlich groß sind wie bei Erwachsenen.

Regelmäßiger Sport führt unweigerlich dazu, dass sich die Ruhe-Herzfrequenz vermindert. Dieser Effekt zeigt sich bei Kindern wie bei Erwachsenen schon nach wenigen Wochen. Warum das gut ist? Weil es Energie spart! Weniger Herzschläge bedeuten, dass das Pumporgan weniger intensiv arbeiten muss, um die gleiche Leistung zu erbringen. Bei Erwachsenen ist belegt, dass dies das Risiko für eine Herz-Kreislauf-Erkrankung bedeutend verringert.

Fettstoffwechsel

Bei übergewichtigen Kindern ist häufig der Fettstoffwechsel aus dem Gleichgewicht geraten. Etwa ein Drittel leidet unter einem zu hohen Cholesterin-Spiegel. Sportlich aktive Kinder dagegen verfügen über ausgeglichene Blutfettspiegel. So zeigten Untersuchungen aus den neunziger Jahren, dass fitte Kinder einen niedrigeren

Gehalt an gefährlichen Triglyzeriden, dafür einen höheren Anteil am wichtigen HDL-Cholesterin aufwiesen. HDL-Cholesterin gilt als das »gute«, weil schützende Cholesterin – im Gegensatz zum »bösen« Nahrungsfett, dem LDL-Cholesterin, das die Gefäßwände angreift.

Blutdruck

Häufig besitzen übergewichtige Kinder einen erhöhten Blutdruck. Das ist vor allem deshalb ungünstig, weil ein hoher Blutdruck als wichtigster Risikofaktor für viele Erkrankungen wie zum Beispiel Schlaganfall oder Herzinfarkt gilt. Durch wohldosiertes Ausdauertraining normalisiert sich der Blutdruck wieder. Wissenschaftlich belegt ist, dass schon ein dreimal wöchentliches Ausdauertraining den systolischen und den diastolischen Blutdruck senken kann.

Die Verzweigungen zwischen den Blutgefäßen bilden als Folge ständiger Bewegungsreize ein dichteres Netz. Dies führt zu einer besseren Versorgung des gesamten Organismus mit Sauerstoff und anderen Nährstoffen, Stoffwechselabfälle werden effektiver und schneller abtransportiert. Der Kreislauf erholt sich schneller von Belastungen.

Systolischer und diastolischer Blutdruck

Unter dem systolischen Blutdruck versteht man jenen Druck, mit dessen Hilfe das Blut aus dem Herzen herausgepresst wird. Der diastolische Blutdruck dagegen sorgt dafür, dass das Blut wieder in die Herzkammer zurückfließen kann. Weil sich systolischer und diastolischer Blutdruck in ihrer Stärke unterscheiden, notiert Ihr Arzt oder Apotheker auch immer zwei Messwerte, also beispielsweise 120 (Systole) : 80 (Diastole).

∎ Immunsystem

Fitte Kinder werden seltener krank. Durch ständige Bewegungsreize passt sich das Immunsystem an die Belastung an. »Angreifer« wie Viren und Bakterien haben weniger Chancen.

Wichtig ist dabei vor allem, dass Ihr Kind an der frischen Luft spielen und toben kann. Kinder, die auch bei schlechtem Wetter draußen herumtollen, sind »abgehärtet« und bekommen weniger Erkältungskrankheiten als Kinder, die sich bei den ersten Regentröpfchen in ihr Zimmer verkriechen.

Für das Schlechte-Wetter-Abenteuer im Park, auf der Straße oder am Fluss ist lediglich wetterfeste Kleidung nötig. Auch Wechselduschen tragen zur Stabilisierung des Immunsystems bei und man sollte sie daher Kindern früh angewöhnen.

∎ Starke Persönlichkeiten: Die Effekte von Bewegung auf Psyche und Sozialverhalten

Noch wichtiger als die positiven Wirkungen von Sport auf den Körper sind nach den Erkenntnissen von Forschern jene auf die Psyche. Ein aktiver Lebensstil im Kindes- und Jugendalter unterstützt die Entwicklung der Persönlichkeit. Insofern profitieren sportliche Kinder sogar noch in weit größerem Maß als sporttreibende Erwachsene.

Kinder, die Mannschaftssportarten wie Fußball, Volleyball oder Feldhockey betreiben, trainieren spielerisch Teamgeist, Fair Play und Offenheit – soziale Fähigkeiten, die fürs spätere Leben unabdingbar sind.

Hitzkopf ade: Warum Bewegung Kinder cooler und gelassener macht

Jeder Erwachsene, der schon einmal die wohltuenden Wirkungen nach einem leichten Feierabend-Jogging oder einigen Bahnen im Schwimmbad erlebt hat, weiß, wovon die Rede ist: Nach dem Sport fühlt man sich angenehm entspannt, und Probleme im Job oder der Streit mit dem Partner erscheinen plötzlich als durchaus lösbar und halb so schlimm.

Genauso geht es auch Kindern: Wenn sie sich bewegen, können sie dabei spielend leicht überschüssige Energie loswerden. Wie wichtig in diesem Zusammenhang der Sportunterricht in der Schule ist, belegte eindrucksvoll das Beispiel der Friedrich-Ebert-Grundschule in Bad Homburg.

Bereits 1993 startete dort unter Anleitung von Bewegungsexperten und Sportwissenschaftlern der Modellversuch »Täglicher Sportunterricht«. Das Experiment, das 1997 beendet wurde und seitdem im Routinebetrieb der Schule weitergeführt wird, hatte vielfältige positive Auswirkungen auf körperliche Fitness, Psyche und Sozialverhalten der Kinder:

- Größere Streitigkeiten auf dem Pausenhof gab es so gut wie gar nicht mehr. In der Vergleichsschule dagegen (hier erhielten die Kinder drei Sportstunden pro Woche) registrierten die Lehrer viel häufiger aggressive Verhaltensweisen. 53 Prozent aller Aggressionen stuften sie sogar als heftig ein.
- Auch die Kinder selbst waren offenbar von dem Versuch angetan. Während 70 Prozent der Kinder mit dem üblichen Sportunterricht angaben, schon »morgens beim Gedanken an die Schule schlechte Laune« zu bekommen, stimmten fast 80 Prozent der Sport-Grundschüler dieser Aussage nicht zu. Sie hatten offenbar mit dem Sporteln den Spaß am Lernen entdeckt. Turnübungen, Ball- und Hüpfspiele in der Pause schafften

damit, was Tausende deutsche Eltern und Lehrer verzweifelt zu erreichen versuchen.

Experten gehen heute davon aus, dass Sport nicht nur bei Erwachsenen, sondern auch bei Kindern Gefühle von Angst und Traurigkeit reduzieren kann. Offenbar gilt in diesem Zusammenhang der Spruch »viel hilft viel«. Denn das psychische Wohlbefinden steigt mit dem Grad der Anstrengung: Je schweißtreibender und kräftezehrender die Freizeitaktivität, umso gelassener und zufriedener sind Jugendliche, die sie ausüben. Inaktive Gleichaltrige klagen dagegen häufig über psychosomatische Beschwerden wie Herzrasen, Rückenschmerzen oder Magenprobleme.

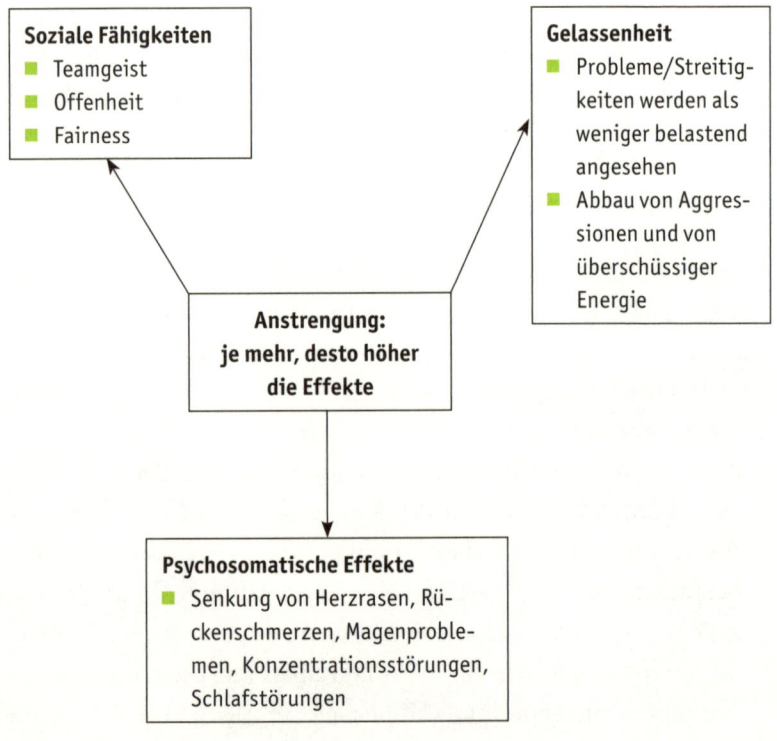

■ Soziale Intelligenz: Note 1

Ob als Spezialist für kurze Ecken in der Feldhockeymannschaft oder bei der gemeinsamen Schatzsuche auf dem großen Piraten-Geburtstagsfest: Beim Sport und Spielen mit anderen sammeln Kinder soziale Erfahrungen, die für ihr gesamtes Leben von zentraler Bedeutung sind. Vor allem im Beruf sind Teamfähigkeit und soziale Intelligenz wichtiger denn je.

Die Grundlagen dafür werden im Kindesalter gelegt. Deshalb sind Mannschaftssportarten und sportlicher Wettstreit mit Gleichaltrigen – und sei es nur auf dem Spielplatz – so wirkungsvoll. Hier müssen die Kleinen verhandeln, Absprachen treffen, Rücksicht nehmen, sich streiten und wieder versöhnen, Kompromisse finden und sich gegenseitig helfen. Im spielerischen Umgang mit anderen erfahren sie kleine Niederlagen und sie lernen, wie man diese seelisch bewältigen kann. Sie müssen sich an Regeln halten, auf andere Kinder zugehen und sich in sie einfühlen. Bei einer Sportart wie Klettern beispielsweise trainieren Kinder, Verantwortung für andere zu übernehmen und gleichzeitig anderen zu vertrauen – weil derjenige, der das Sicherungsseil bedient, das Leben des anderen, der vorneweg klettert, in den Händen hält.

So ganz nebenbei lernen Heranwachsende also beim Sport Empathie, Konflikt- und Kooperationsfähigkeit – Schlüsselqualifikationen für Erfolg und Akzeptanz im späteren Beruf und im Privatleben.

■ Warum fitte Kinder weniger Unfälle haben

Wie alle Eltern haben Sie bestimmt auch panische Angst, Ihrem Kind könnte etwas zustoßen – ein verrückter Autofahrer, der über den Zebrastreifen rauscht, ein allzu lässiger Griff auf dem

Klettergerüst, ein morscher Ast auf dem Lieblingskletterbaum im Park. Es stimmt natürlich, dass da draußen überall Gefahren lauern, und es ist auch richtig, dass ein lebhafter Zappelphilipp sich stärker Risiken aussetzt. Nur: Die beste Strategie, Kinder vor den Gefahren zu schützen, ist nicht, sie ins Kinderzimmer zu sperren. Sie als Eltern sollten Ihr Kind in seinem natürlichen Bewegungsdrang so gut wie möglich unterstützen. Es ist immens wichtig, dass Ihr Sohn oder Ihre Tochter die Umgebung auch körperlich erfährt und erobert. Dies ist ebenso ein Grundbedürfnis Heranwachsender wie die Notwendigkeit, zu essen oder zu schlafen, und zwar ein sehr sinnvolles!

Es kann das Springen durch Pfützen, ein Balancieren auf einem wackeligen Baumstamm oder das Schwingen an einer Kletterstange sein. Hüpfen, hangeln, klettern, laufen, wippen, drehen, rutschen, plantschen, schaukeln – bei all diesen Tätigkeiten erweitern Kinder ihre Bewegungserfahrungen, ihre Wahrnehmung und ihr Können. Je sicherer und geschickter ein Kind dabei ist, umso schneller und effektiver kann es auch in Gefahrensituationen, zum Beispiel im Straßenverkehr, reagieren. Hier sind vor allem Koordination und Schnelligkeit gefragt – Bewegungsformen, die die Kinder im Zuge ihres natürlichen Aktivitätsbedürfnisses lernen.

Schon in den neunziger Jahren haben Untersuchungen mit Vorschulkindern gezeigt, dass die motorisch Geschickten deutlich weniger Unfälle haben als die Schwächlichen und Ungeschickten.

Und noch etwas konnten Forscher belegen: Kinder, die häufiger Sportunterricht haben, erleiden seltener Unfälle – und nicht etwa häufiger, wie man vielleicht annehmen könnte. In der bereits erwähnten Bad Homburger Schule, wo die Kinder jeden Tag in die Turnhalle oder auf den Sportplatz durften, passierten weniger Unfälle als in der Vergleichsschule mit normalem wöchentlichen Sportpensum.

Dass übergewichtige Kinder mehr Unfälle haben, zeigte vor

einigen Jahren der Unfallforscher Torsten Kunz. Die motorischen Defizite erhöhen das Verletzungsrisiko. Mangelnder Gleichgewichtssinn und eine langsame Reaktionsfähigkeit führten demnach zu Stürzen und Stößen. Fallen die Kinder hin, fangen sie sich nicht mit den Händen ab; stattdessen plumpsen sie wie Mehlsäcke um und prallen mit dem Kopf auf.

Warum aktive Kinder die besseren Schüler sind

Studien haben es vielfach belegt: Bewegung macht intelligent. Zwischen guten Leistungen in der Schule und einem guten Fitnesszustand besteht ein enger Zusammenhang. Untersuchungen mit Schülern belegten beispielsweise die positiven Effekte von Sport auf Intelligenzquotienten und Schulnoten. Körperlich aktive Kinder sind zudem – das ist ebenfalls wissenschaftlich belegt – häufig besser in Mathematik und im Lesen.

An der Deutschen Sporthochschule in Köln verglich man bereits 1980 zwei Gruppen vier- bis sechsjähriger Kinder. Gruppe A genoss ein Förderprogramm, das aus Schwimmen, Turnen und Gymnastikunterricht bestand. Gruppe B erhielt keine motorische Förderung. Das Ergebnis: Die sportlichen Kinder entwickelten sich motorisch und psychisch wesentlich schneller. Sie waren selbstständiger, kontaktfreudiger und zielstrebiger als die Kinder aus der Gruppe ohne Förderung.

Einige Schulen und Kindergärten haben auf Initiative von Forschern deshalb Bewegungskonzepte in den Tagesablauf integriert. In der bereits genannten Homburger Friedrich-Ebert-Grundschule etwa steht täglicher Sportunterricht auf dem Stundenplan. Während der Pausen können die Kinder an Klettergerüsten hangeln, mit bereitliegenden Frisbees spielen oder auf Rollerblades durch den Schulhof skaten. Eltern und Lehrer sind – nach anfänglicher Skepsis – heute von dem Konzept überzeugt. Die Kinder können sich besser konzentrieren und länger still sitzen. Der Anteil der Viertklässler, die es aufs Gymnasium schaffen, ist um 25 Prozent gestiegen. Mit skeptischen Eltern muss sich das Kollegium heute nicht mehr auseinandersetzen. Selbst Familien von auswärts bewerben sich mittlerweile um einen Platz an der bewegten Schule.

Wie wichtig bei kleinen Kindern Herumtollen und spielerische Bewegung sind, zeigt auch eine Studie der Sportwissenschaftlerin Renate Zimmer. Sie beobachtete 153 Kindergartenkinder, die nach Lust und Laune in Kartons und Autoreifen kriechen, sich auf Schaumstoffmatten kugeln und mit Luftballons werfen durften. Diese Turn- und Spielgeräte regen die Fantasie an, ermöglichen neue Bewegungserfahrungen und vermitteln soziale Fähigkeiten. Nach elf Monaten zeigten die Spiel-Kinder im Vergleich zu anderen, die diese Möglichkeiten nicht hatten, nicht nur motorisch deutlich bessere Leistungen, sie schnitten auch in einem Intelligenztest signifikant besser ab.

Tests von der Deutschen Sporthochschule haben gezeigt, dass jene Kinder in Konzentrationsübungen die besseren Leistungen zeigten, deren koordinative Fähigkeiten sehr gut ausgebildet waren.

Und offenbar sind die positiven Effekte von Sport und Bewegung sogar bedeutsamer als die Schulung kognitiver Fähigkeiten. Dies zumindest war das erstaunliche Ergebnis einer Untersuchung amerikanischer Wissenschaftler. Anders als ihre Mitschüler erhielten 546 Grundschüler von der ersten bis zur sechsten Klasse fünf zusätzliche Stunden Sportunterricht pro Woche. Sie mussten dafür aber nicht länger in der Schule bleiben. Die Zeit für die Sportstunden wurde von den anderen Fächern abgezwackt. Das Sportprogramm verlief nach einem festen Schema: Die ersten und zweiten Klassen verbesserten hauptsächlich einfache Bewegungsformen wie Laufen, Hüpfen und Balancieren. In den Klassen drei bis sechs standen Ausdauer- und Kraftübungen im Mittelpunkt. In der sechsten Klasse schließlich durften die Kinder sich vor allem in Mannschafts- und Ballsportarten verausgaben. Schon in der zweiten Klasse entfaltete sich die segensreiche Wirkung des Sportprogramms: Die Bewegungs-Kinder zeigten trotz eines verringerten Unterrichtspensums von 12 bis 14 Prozent deutlich bessere schulische Leistungen als ihre gleichaltrigen Mitschüler. Am deutlichsten waren die Unterschiede in einem Fach, das in den Augen vieler Kinder als Angstfach gilt: der Mathematik.

Aufrecht und selbstbewusst durchs Leben

Egal, ob als linker Außenverteidiger in der Fußballmannschaft beim FC Victoria oder als Einzelkämpfer auf dem Tennisplatz: Kaum etwas steigert das Selbstwertgefühl von Heranwachsenden mehr als Erfolge und Fortschritte beim Sport.

Aus sportwissenschaftlicher Sicht ist es wenig hilfreich, wenn überängstliche Väter oder Mütter den Nachwuchs ständig in ihrem Bewegungsdrang bremsen. Denn in der Regel können Kinder sehr genau einschätzen, wie hoch sie auf Bäume klettern können oder ob der wackelige Holzsteg im Wald hält, während sie darüberbalancieren. Jedes erfolgreich absolvierte kleine Abenteuer haben sie dann ganz alleine bestanden – und dieses Gefühl poliert das Selbstbewusstsein ganz kräftig auf.

Lassen Sie es also zu, wenn Ihr Kind die Stelzen vom Nachbarsjungen ausprobieren, einen Rekordversuch im Weittauchen unternehmen oder auf dem Klettergerüst die Spitze erklimmen will. All diese Herausforderungen vermitteln – ebenso wie gemeinsam mit Mannschaftskollegen errungene Erfolge – ein positives Körperbild, und dies wiederum ist eine der Grundvoraussetzungen für Selbstbewusstein und innere Stärke.

Auch Kindern, die von ihrem Naturell aus eher weniger selbstsicher und stabil sind, kann Bewegung helfen. Bei Erwachsenen haben Wissenschaftler belegt, dass leichtes Ausdauertraining wie Joggen oder Walking die Stimmung heben und sogar bei leichten

Depressionen heilsam wirken kann. Ähnliche Ergebnisse liegen bei Kindern vor. In einer Studie mit über 2000 11- bis 20-jährigen Kindern und Jugendlichen hat sich klar gezeigt, dass Bewegung Depressionen und Ängste reduzieren kann. Bei Vereinssportlern zeigten sich diese Effekte noch deutlicher als bei Sportlern, die keinem Verein angehören.

Süßer Babyspeck oder wirklich zu dick: So schätzen Sie Ihr Kind richtig ein

Es ist ja allzu verständlich: Sie sind extrem verliebt in Ihren süßen Kleinen, und das ist auch gut so. Bäuchlein, Doppelkinn und Speckhändchen, das alles gehört schließlich zu einem gesunden, normalen Kind. Es muss ja noch wachsen, und da können großzügige Reserven nicht schaden.

Das ist im Prinzip auch richtig. Ihr Kind braucht viele Nährstoffe, um sich gesund entwickeln zu können. Das bedeutet aber nicht, dass Sie bei der Ernährung nach dem Motto verfahren sollten: Viel hilft viel. Es ist sicher nicht immer ganz leicht, das liebende Auge der Mutter oder des Vaters zu schließen und stattdessen mit dem sachlichen Blick eines neutralen Beobachters auf sein eigenes Kind zu schauen. Dennoch sollten Sie darüber Bescheid wissen, wann man noch von normalem Babyspeck sprechen kann oder wann Ihr Kind unter gesundheitsgefährdendem Übergewicht leidet. Mithilfe leicht lesbarer Tabellen können Sie dies ganz einfach feststellen.

Übergewicht und Adipositas bei Kindern. Was heißt das überhaupt?

Dafür, wie Übergewicht entsteht, gibt es aus medizinischer Sicht eine ziemlich einfache Erklärung: Die Energieaufnahme ist größer als der Energieverbrauch. Demnach führt kalorienreiche Kost nur dann zu Speckröllchen und Schwabbelbäuchlein, wenn die mit der Nahrung zugeführte Energie nicht durch regelmäßige Bewegung verbrannt wird.

Die überschüssige Energie speichert der Körper in Form von Fettpolstern an Bauch, Hüften, Po und Oberschenkeln. Meist begünstigen aber viele Faktoren gemeinsam die Entstehung von Übergewicht: psychische, soziale, krankheitsbedingte und vererbte. Die Hauptursache von Übergewicht, darin sind sich alle Fachleute einig, ist der Bewegungsmangel. So setzt etwa ein zwölfjähriger sportlicher Junge 32 Prozent mehr Energie um als sein inaktiver Freund gleichen Alters und Gewichts.

Wenn von dicken Kindern – oder auch Erwachsenen – die Rede ist, fallen oft die Begriffe »Übergewicht« und »Adipositas«. Häufig werden diese Wörter in einem Atemzug genannt. Das ist jedoch nicht ganz richtig. Zwar beziehen sich beide Begriffe auf Menschen, deren Körpergewicht im Vergleich zum Durchschnitt der Bevölkerung erhöht ist und die über mehr Körperfett verfügen, aber die Adipositas, also die Fettsucht, beschreibt einen Zustand, der gesundheitlich gesehen noch ernster zu nehmen ist.

Bei einem übergewichtigen Menschen ist der Anteil an Körperfett im Verhältnis zur gesamten Körpermasse zu hoch. Dies kann aus einem Überschuss an Fettgewebe, an Muskelmasse oder an Wasser resultieren. Von Adipositas sprechen Wissenschaftler und Ärzte, wenn das Körperfett das normale Maß weit übersteigt. Deshalb gilt unter Ärzten Adipositas als Krankheit. Genauer bestimmen lassen sich Übergewicht und Adipositas mithilfe des Body-Mass-Index (BMI).

Der BMI – So ermitteln Sie, ob Ihr Kind normal-, unter- oder übergewichtig ist

»Zu dick sein« – was heißt das nun eigentlich? Wissenschaftler haben eine weltweit einheitliche Messgröße entwickelt, um das Körpergewicht eines Menschen zu beurteilen: den Body-Mass-Index. Er spielt als Risikofaktor für viele Krankheiten eine wichtige Rolle und berechnet sich aus dem Verhältnis von Körpergewicht in Kilogramm zur Körpergröße in Metern hoch zwei.

$$\text{BMI} = \frac{\text{Körpergewicht in Kilogramm}}{(\text{Körpergröße in Metern})^2}$$

BMI-Normwerte für junge Erwachsene (bis circa 35 Jahre)

20	Untergewicht
20–25	Normalgewicht
26–27	leichtes Übergewicht
28–29	mäßiges Übergewicht
30–39	deutliches Übergewicht (= Adipositas)
> 39	sehr starkes Übergewicht (= extreme Adipositas)

Erwachsene sind also übergewichtig, wenn ihr BMI einen Wert von 26 übersteigt. Von Adipositas, also von starkem Übergewicht, spricht man bei einem BMI über 30.

Es ist bekannt, dass leichtes Übergewicht (BMI 26–27) keinen allzu großen Risikofaktor darstellt. Der amerikanische Fitness-experte Steven Blair zeigt zum Beispiel, dass fehlende Fitness bei Erwachsenen ein größeres Gesundheitsrisiko darstellt als einige Kilo Übergewicht. Für die Beurteilung des gesundheitlichen Risikos spielt auch die Fettverteilung eine Rolle. Bauchfett (»Bierbauch« bei Männern) oder Blutfette (hoher Cholesterinspiegel) sind ein hohes gesundheitliches Risiko. Hüftspeck (»Reiterhosen« bei Frauen) dagegen ist, medizinisch gesehen, vergleichsweise harmlos.

Auch bei Kindern gibt der BMI Aufschluss darüber, ob ihr Körpergewicht normal, bedenklich oder sogar gefährlich ist. Allerdings gelten bei ihnen keine starren Grenzwerte, unter anderem deshalb, da sie ja noch im Wachsen begriffen sind.

Um die Konstitution von Kindern zu berechnen, benötigt man spezielle alters- und geschlechtsspezifische BMI-Tabellen. Dort werden sogenannte Altersperzentilen angegeben, die Wissenschaftler anhand repräsentativer Stichproben ermittelt haben.

Als Referenzdaten empfehlen Experten die BMI-Perzentilen der Arbeitsgemeinschaft Adipositas im Kindes- und Jugendalter (AGA, www.a-g-a.de). Sie basieren auf Stichproben von über 34 000 Kindern und Jugendlichen in Deutschland.

Die Perzentile geben jeweils an, wie viel Prozent der Kinder gleichen Alters und Geschlechts einen niedrigeren BMI-Wert aufweisen.

Beispiel: Bei einem Perzentil-Wert von 90 haben 90 Prozent der Kinder einen kleineren BMI, bei einem Perzentil-Wert von drei haben 3 Prozent einen kleineren BMI.

Auf den Seiten 62 und 63 finden Sie die Perzentilkurven, jeweils eine für Jungen und eine für Mädchen, die Ihnen helfen herauszufinden, ob Ihr Kind normal-, unter- oder übergewichtig ist. Wenn Sie sich bei der Berechnung unsicher sind, kann Ihnen ein Kinderarzt helfen.

Und so geht es:
Berechnen Sie zunächst den BMI Ihres Kindes. Falls Sie einen Internetzugang haben, erledigt das der Computer für Sie, zum Beispiel unter www.mybmi.de oder www.motorik-modul.de. Andernfalls rechnen Sie selbst mithilfe der BMI-Formel.

Beispiel: Die zehnjährige Lisa wiegt bei einer Körpergröße von 1,50 Metern 40 Kilogramm. Damit hat Lisa einen BMI von 17,78.

$$BMI = \frac{40 \text{ (Kilogramm)}}{(1,50 \text{ Metern})^2} = 17,78$$

Mit diesem BMI-Wert suchen Sie jetzt in der Perzentilkurve für Mädchen den entsprechenden Wert heraus. Ausgehend vom Alter (horizontale Linie unten), in unserem Beispiel also zehn Jahre, fahren Sie mit dem Finger nach oben, bis Sie jene Linie treffen, die den errechneten BMI (17,78), aufgeführt in der Vertikale links, kreuzt. Die geschwungene Kurve in der Tabelle gibt die Perzentile an. Lisa hat also einen Perzentil-Wert von 63 und ist demnach normalgewichtig.

So beurteilen Mediziner die Altersperzentilen bei Kindern:

- BMI unterhalb der 3. Perzentile: *Magersucht*
- BMI zwischen 3.- 10. Perzentile: *Untergewicht*
- BMI zwischen 10.–90. Perzentile: *Normalgewicht*
- BMI oberhalb der 90. Perzentile: *Übergewicht*
- BMI oberhalb der 97. Perzentile: *Adipositas*
- BMI oberhalb der 99,5. Perzentile: *extreme Adipositas*

Falls sich bei der Berechnung ergeben hat, dass Ihr Kind übergewichtig – oder auch untergewichtig – ist, verfallen Sie bitte nicht gleich in Panik. Sehen Sie es positiv! Immerhin haben Sie jetzt erkannt, dass die Speckröllchen bei Ihrem Kleinen doch etwas zu viel des Guten sind oder dass die Magermodel-Figur Ihrer

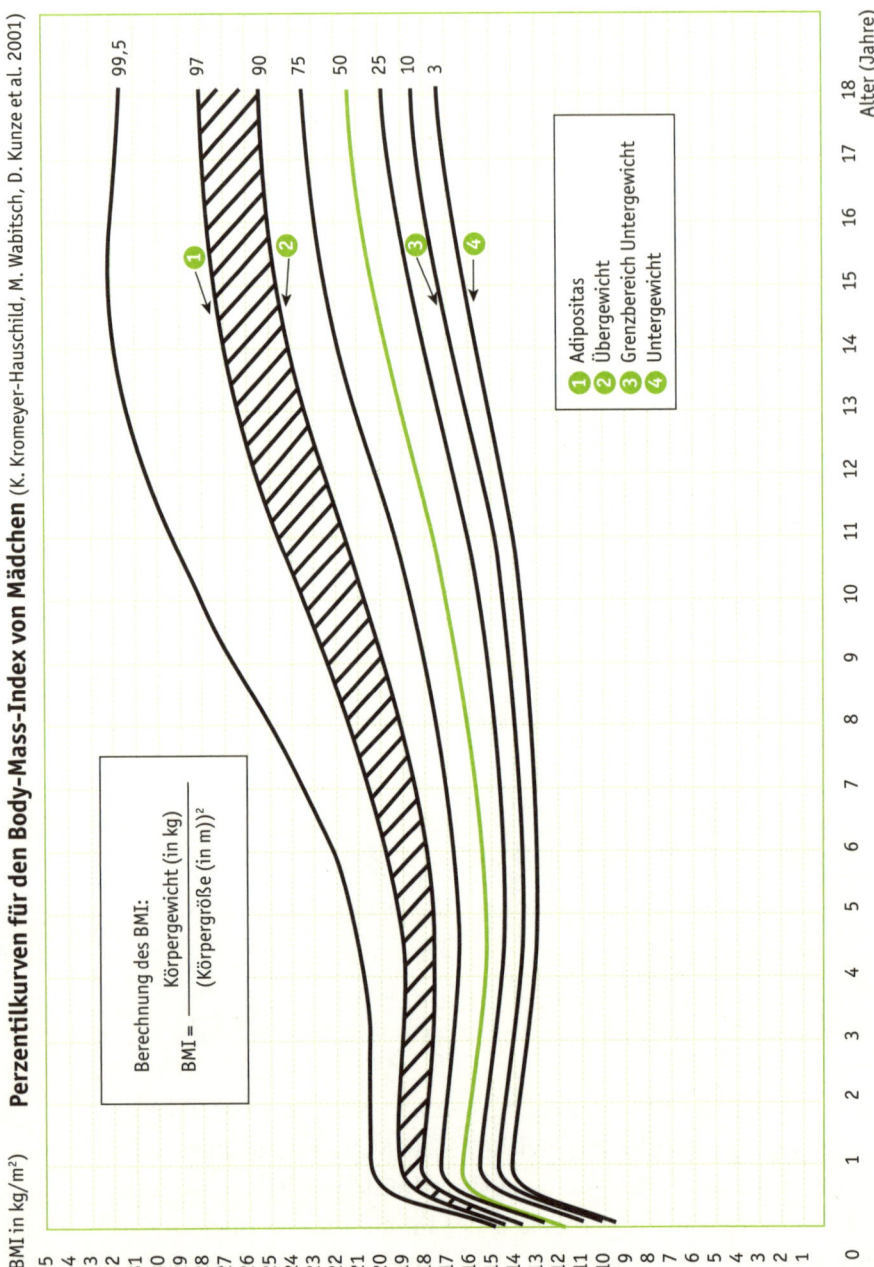

(BMI in kg/m²)

Perzentilkurven für den Body-Mass-Index von Mädchen (K. Kromeyer-Hauschild, M. Wabitsch, D. Kunze et al. 2001)

Berechnung des BMI:

$$BMI = \frac{\text{Körpergewicht (in kg)}}{(\text{Körpergröße (in m)})^2}$$

① Adipositas
② Übergewicht
③ Grenzbereich Untergewicht
④ Untergewicht

99,5
97
90
75
50
25
10
3

Alter (Jahre)

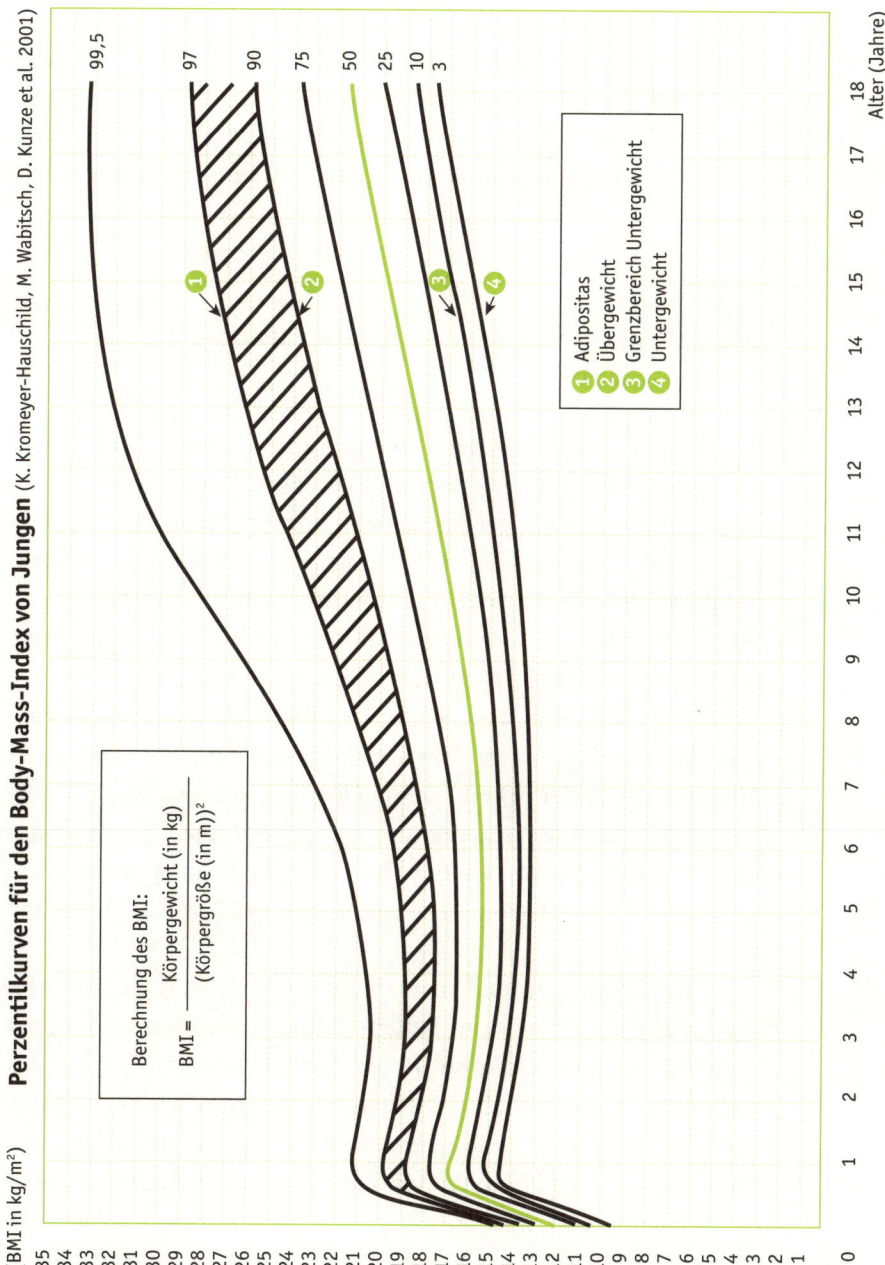

Perzentilkurven für den Body-Mass-Index von Jungen (K. Kromeyer-Hauschild, M. Wabitsch, D. Kunze et al. 2001)

(BMI in kg/m²)

Berechnung des BMI:

$$BMI = \frac{Körpergewicht \ (in \ kg)}{(Körpergröße \ (in \ m))^2}$$

Alter (Jahre)

- ① Adipositas
- ② Übergewicht
- ③ Grenzbereich Untergewicht
- ④ Untergewicht

Tochter kritisch ist. Und je früher Sie das wissen, umso besser. Denn Sie haben jetzt die Chance, etwas dagegen zu unternehmen! Dadurch sind Sie schon einmal all jenen Eltern gegenüber im Vorteil, die lieber den Kopf in den Sand stecken und sich einreden, Bäuchlein und Doppelkinn würden sich später schon wieder »auswachsen.«

Selten, aber möglich: Krankheiten als Ursache von Übergewicht

In sehr seltenen Fällen kann es vorkommen, dass Übergewicht aufgrund von ererbten Anlagen oder auch durch Krankheiten entsteht. Tatsächlich gehen Wissenschaftler davon aus, dass es sogenannte Dickmachergene gibt, das heißt Vater oder Mutter vererben diese Gene, die das Entstehen von Übergewicht begünstigen, an ihr Kind. Etwa 50 bis 70 Prozent des Übergewichts bei Kindern sind offenbar genetisch veranlagt.

Noch ist allerdings nicht geklärt, wie hoch der Anteil einer solchen Veranlagung an dem Umstand ist, dass ein Kind unter Übergewicht leidet. Denn wenn Übergewicht in einer Familie häufiger vorkommt, bedeutet das erst einmal nur, dass auch das Kind leichter zunehmen kann. Das muss aber nicht so sein. Ob es tatsächlich an Gewicht zulegt, kann auch andere Ursachen haben.

Dieses Wissen würde Ihnen als Eltern eines zu dicken Kindes auch nicht wirklich weiterhelfen. Denn selbst wenn Sie sicher wüssten, dass Dicksein bei Ihnen familiär bedingt ist, ist das noch lange kein Grund, das Übergewicht Ihres Kinds als gegeben hinzunehmen. Stattdessen kommt es für Sie noch mehr als für andere darauf an, mehr Schwung in das Leben Ihres Kindes zu bringen – und ihm so die besten Gesundheitschancen zu bieten.

Dass Krankheiten für das Übergewicht eines Kindes verantwortlich sind, ist sehr selten. Dies ist nur bei etwa einem Prozent der übergewichtigen Kinder der Fall. So leiden manche Kinder unter einer Schilddrüsenunterfunktion und werden deshalb dick. Dabei passiert im Körper Folgendes: Arbeitet die Schilddrüse nur mit halber Kraft, wird eine zu geringe Menge von Thyroxin und Trijodthyronin gebildet. Diese beiden Hormone spielen eine wichtige Rolle bei der Steuerung des Grundumsatzes, also der Geschwindigkeit, mit der die Körperzellen im Ruhezustand Nahrung in Energie umwandeln.

Um sicherzugehen, dass Ihr Kind nicht an einer Schilddrüsenunterfunktion leidet, sollten Sie den Kinderarzt aufsuchen und um Rat fragen. Mithilfe einfacher Verfahren wie Ultraschalluntersuchungen oder Bluttests wird Ihr Arzt dann eine Diagnose stellen und die richtige Behandlung einleiten. Dies wird wahrscheinlich die Einnahme von Medikamenten sein – genauso wie der ärztliche Rat, für mehr Sport und Bewegung bei Ihrem Kind zu sorgen.

Verhaltensweisen, die auf Übergewicht durch Krankheit hinweisen

- starkes und häufiges Durstgefühl (Hinweis auf Diabetes mellitus)
- Antriebs- und Lustlosigkeit
- ständige Müdigkeit
- das Kind nimmt innerhalb kurzer Zeit stark zu
- geschwollener, dicker Hals (Vergrößerung der Schilddrüse)
- selbst Erbrechen herbeiführen oder sehr große Nahrungsmengen in kurzer Zeit verzehren (möglicherweise liegt eine psychische Erkrankung vor)

Gelegentlich kann auch die Einnahme von Medikamenten dazu führen, dass Ihr Kind zunimmt. Neben Psychopharmaka können Antiepileptika mit einer Gewichtszunahme einhergehen. Die

Ursachen dieses Mechanismus sind bislang ungeklärt. Forscher vermuten aber, dass durch die Einnahme der Präparate vermehrt Neuropeptide ausgeschüttet werden, die appetitsteigernd wirken.

Test: Leidet die Psyche Ihres Kindes?

Nicht automatisch leiden Kinder unter voluminösem Körperumfang. Dies ist vor allem dann der Fall, wenn die Mütter dieser Kinder selber übergewichtig sind. Das ist leicht nachzuvollziehen: Pölsterchen und Schwabbelbäuchlein erscheinen dann ganz normal; schließlich scheint die erste und wichtigste Bezugsperson im Leben damit ja auch ganz gut leben zu können. Studien haben gezeigt, dass diese Kinder – genauso übrigens, wie die Eltern – ihr eigenes Übergewicht unterschätzen. Je älter das Kind aber wird, umso mehr ersetzen andere Vorbilder das der Mutter: der muskelbepackte Action-Held aus Hollywood, der zaundürre Sänger der gerade angesagten Teenie-Band oder einfach nur der Junge aus der Nachbarklasse, der jedes Jahr bei den Bundesjugendspielen glänzt.

In den allermeisten Fällen ist der Leidensdruck von dicken Kindern und Jugendlichen enorm – und das Selbstwertgefühl entsprechend niedrig. Therapeuten berichten häufig, dass die Betroffenen dieses Leiden gar nicht richtig in Worte fassen können. Wut, Angst, Traurigkeit – diese Gefühle erleben Übergewichtige oft nur als diffuses Unbehagen und Unwohlsein. Und je früher ein Kind zu viel Gewicht mit sich herumträgt, umso stärker verhindert dies eine normale, gesunde Entwicklung.

Der Test von der Psychologin Ulrike Ravens-Sieberer, Professorin an der Universität Hamburg, richtet sich an Eltern, deren Kinder zwischen acht und elf Jahre alt sind. Die ausführliche Version finden Sie im Internet unter www.kindl.org.

Überlegen Sie, wie es Ihrem Kind in der letzten Woche ergangen ist. Bitte beantworten Sie jede einzelne der folgenden zehn Fragen und notieren Sie, welches der fünf Kriterien (nie, selten, manchmal, oft, immer) jeweils zutrifft. Nehmen Sie sich Zeit für diesen Test und lassen Sie vor Ihrem inneren Auge die vergangene Woche Revue passieren. Versuchen Sie bitte, so ehrlich wie möglich zu antworten – und sich so intensiv wie möglich in Ihr Kind hineinzuversetzen. Nur dann kann Ihnen dieser Test dabei helfen, einen Einblick in die psychische Verfassung Ihres Kindes zu gewinnen.

Test: Wenn Sie an die letzte Woche denken ...

1. Hat sich Ihr Kind fit und wohl gefühlt?	überhaupt nicht 1	ein wenig 2	mittel- mäßig 3	ziemlich 4	sehr 5
2. Ist Ihr Kind voller Energie gewesen?	nie 1	selten 2	manchmal 3	oft 4	immer 5
3. Hat sich Ihr Kind traurig gefühlt?	nie 5	selten 4	manchmal 3	oft 2	immer 1
4. Hat Ihr Kind sich einsam gefühlt?	nie 5	selten 4	manchmal 3	oft 2	immer 1
5. Hat Ihr Kind genug Zeit für sich selbst gehabt?	nie 1	selten 2	manchmal 3	oft 4	immer 5
6. Konnte Ihr Kind in seiner Freizeit die Dinge machen, die es tun wollte?	nie 1	selten 2	manchmal 3	oft 4	immer 5
7. Hat sich Ihr Kind durch seine Mutter / seinen Vater gerecht behandelt gefühlt?	nie 1	selten 2	manchmal 3	oft 4	immer 5
8. Hat Ihr Kind mit seinen Freunden Spaß gehabt?	nie 1	selten 2	manchmal 3	oft 4	immer 5
9. Ist Ihr Kind in der Schule gut zurecht-gekommen?	überhaupt nicht 1	ein wenig 2	mittel- mäßig 3	ziemlich 4	sehr 5
10. Konnte Ihr Kind gut aufpassen?	nie 1	selten 2	manchmal 3	oft 4	immer 5

Addieren Sie nun die Punktwerte für die Fragen 1–10. Achten Sie bitte darauf, dass bei den Fragen 3 und 4 die Punktvergabe anders erfolgt als bei den Fragen 1, 2 und 5–10.

Die Summe für die 10 Fragen ergibt eine Zahl zwischen 5 und 50 Punkten. Höhere Punktzahlen entsprechen einem besseren Wohlbefinden.

Bewertung des Ergebnisses

☺☺☺ Wenn Ihr Kind *mehr als 40 Punkte* im Fragebogen erreicht hat, ist das ein Zeichen, dass es ihm fast immer gut geht. Sie können sich glücklich schätzen. Ihr Kind ist ausgeglichen, voller Energie und kommt mit sich und seiner Umgebung gut zurecht.

☺☺ Wenn Ihr Kind *34–40 Punkte* erreicht hat, ist das ein Hinweis darauf, dass Ihr Kind nicht immer glücklich und zufrieden ist. Sie brauchen sich jedoch noch keine Sorgen zu machen. Aber beobachten Sie Ihr Kind gut im Alltag und helfen Sie ihm, seine eigenen Stärken zu entwickeln.

☺ Wenn Ihr Kind *33 und weniger Punkte* im Fragebogen erreicht hat, ist das ein Anzeichen, dass sich Ihr Kind öfter unwohl fühlt und dass es Situationen gibt, in denen sich Ihr Kind unsicher und unwohl fühlt. Beobachten Sie Ihr Kind sehr genau und sprechen Sie mit den Erziehungspersonen im Kindergarten oder in der Schule darüber, ob Ihr Kind weitere Unterstützung benötigt.

Quelle: The KIDSCREEN Group Europe (Hg. v. Ulrike Ravens-Sieberer u. a.): *The KIDSCREEN Questionnaires – Quality of life questionnaires for children and adolescents – handbook.* Lengerich 2006

■ Zu viele Kilo auf der Waage? Das lässt sich ändern!

Zumindest physiologisch gesehen ist Abnehmen kinderleicht: einfach die Energiezufuhr reduzieren und den Energieverbrauch steigern. Dazu sind keine Medikamente nötig – auch, wenn die Pharmaindustrie sich intensiv bemüht, eine solche Schlankheitspille zu entwickeln.

In Wirklichkeit jedoch haben wir es selbst in der Hand, ob wir in einem gesunden Körper aufwachsen. Wie das geht? Ganz einfach weniger Chips, Schokolade und Salami essen, dafür mehr Sport und Bewegung in den Alltag einplanen. Nur mit der Umsetzung hapert es leider meistens. Das wissen viele Erwachsene, die sich jedes Frühjahr fest vornehmen, endlich etwas für die Bikini-Figur zu tun, aus eigener Erfahrung.

Wissenschaftler gehen seit einigen Jahren davon aus, dass die Bewegung im Hinblick aufs Abnehmen viel wichtiger ist als eine kalorienarme Diät – vor allem bei Kindern. Das hat mehrere Gründe. Ein Kind, das draußen Fußball spielt, auf Bäume klettert oder Hockey spielt, kann in dieser Zeit logischerweise nicht vor dem Fernseher oder dem Computer sitzen. Und Playstation, Computer und Fernseher gelten Gesundheitsexperten nun mal als Hauptverursacher für Übergewicht und mangelnde Fitness. Also: Seil hüpfen statt SpongeBob gucken, auf Bäume klettern statt Playstation ballern, Rollschuh fahren statt SMS schicken, Treppen steigen statt den Lift benutzen, zur Schule radeln statt sich von der Mama hinchauffieren lassen.

Bedenken Sie dabei stets, dass das Bewegungskonto eines Menschen sich aus drei verschiedenen Komponenten zusammensetzt:

■ aktive körperliche Betätigung, zum Beispiel in einem Sportverein,
■ Bewegung im Alltag sowie
■ (im negativen Sinn) der Anteil »bewegungsloser« Phasen, zum Beispiel vor Fernseher oder Computer.

Für Sie als Eltern ist es sehr wichtig, sich darüber im Klaren zu sein, wie aktiv Ihr Kind tatsächlich ist. Denn zu erkennen, dass vielleicht nicht alles optimal läuft, ist schon der erste Schritt zur Besserung.

Klar, oftmals fehlt in der Alltagshektik zwischen Job, Arztterminen, Kindergeburtstagen, Hausaufgabenbetreuung und Kochen einfach die Zeit, sich darum zu kümmern, dass der Sprössling heute ausreichend lange an der frischen Luft herumtobt. Aber nehmen Sie sich doch für die nächsten Wochen trotzdem fest vor, den Bewegungsalltag Ihres Kindes etwas genauer unter die Lupe zu nehmen. Der Test ab Seite 84 dient Ihnen als Hilfestellung für eine erste Bestandsaufnahme. Das kostet nicht viel Zeit, und hinterher wissen Sie genauer, woran es womöglich liegt, dass Sport im Leben Ihres Kindes kaum eine Rolle spielt – und können leichter gegensteuern.

Die richtige Ernährung für fitte Kinder

Beinahe genauso wichtig wie ausreichende Bewegung ist eine gesunde, ausgewogene Ernährung für Ihr Kind. Das ist natürlich in jeder Lebensphase wichtig, um gesund zu sein und sich wohlzufühlen. Bei den Jüngsten in unserer Gesellschaft ist das richtige Essen aber von ganz besonderer Bedeutung.

Kindernahrung erfüllt vor allem zwei wichtige Funktionen. Einerseits muss sie die nötigen Nährstoffe wie Mineralien, Kohlenhydrate, Vitamine und Ballaststoffe enthalten. Diese liefern lebenswichtige Energie für Wachstum, Entwicklung und für die volle geistige Leistungsfähigkeit. Zusätzlich stellt die optimale Kinderkost einen wichtigen Beitrag dar zum Schutz vor ernährungsbedingten Krankheiten wie Übergewicht, Diabetes Typ II, oder Herz-Kreislauf-Erkrankungen.

Forscher gehen heute davon aus, dass sich der Geschmackssinn eines Menschen schon in den letzten drei Monaten der Schwangerschaft ausbildet. Deshalb reagieren Babys auch auf den Geschmack von Knoblauch, Zwiebeln oder Vanille in der Muttermilch. Spätestens mit der Säuglingsnahrung prägen Ernährungserfahrungen den Geschmackssinn Ihres Kindes. Die Vorlieben für bestimmte Nahrungsmittel bleiben oft bis ins Erwachsenenalter erhalten.

Diese Tatsache können Sie sich als Eltern zunutze machen. Helfen Sie Ihren Kindern beim Schmecken lernen! Wenn Sie ihm schon früh ausschließlich frisches Obst, Gemüse oder Kräutertees anbieten, wecken Sie damit gar nicht erst das Verlangen nach süßem oder fettem Knabberzeug.

Selbstverständlich funktioniert diese Strategie nicht, wenn Ihr Kind Sie allabendlich dabei beobachtet, wie Sie es sich mit Cola und Pralinenschachtel vor dem Fernseher gemütlich machen. Die Ernährungsgewohnheiten eines Kindes, auch das haben Forscher belegt, werden maßgeblich von dem Essverhalten ihres Umfelds beeinflusst, wie zum Beispiel von Lehrern, Gleichaltrigen und Eltern.

Umfragen haben übrigens gezeigt, dass Kinder sehr wohl ungesundes von gesundem Essen unterscheiden können. Mehr als 90 Prozent aller Jugendlichen ist bekannt, dass Fett Übergewicht fördert und Obst und Gemüse gesund sind, berichtet die Ernährungswissenschaftlerin Mathilde Kersting.

Das Geheimnis guter Ernährung ist der richtige Mix aus Kohlenhydraten, gesättigten Fettsäuren und Ballaststoffen. Das Forschungsinstitut für Kinderernährung Dortmund (FKE) fasst die Empfehlungen für Kinderessen auf einen Blick zusammen:

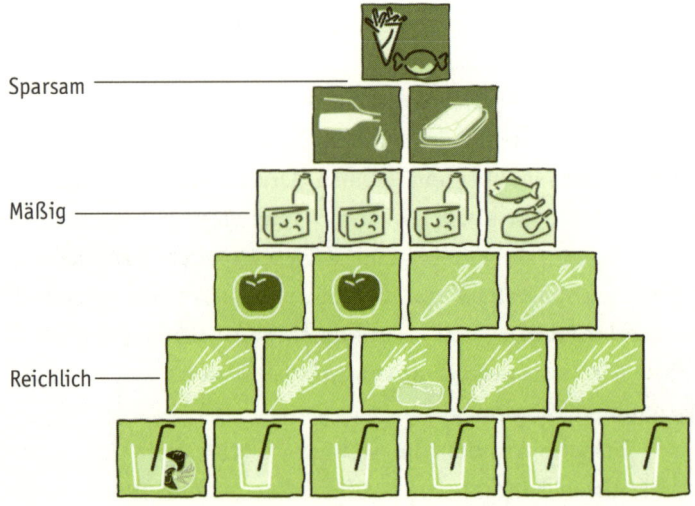

Sparsam

Mäßig

Reichlich

© aid infodienst e.V., Idee: Sonja Mannhardt

Reichlich: Drei Viertel der gesamten Nahrungsmenge pro Tag
- Pflanzliche Lebensmittel: Obst, Gemüse, Getreideprodukte, Reis, Nudeln, Pellkartoffeln, Folienkartoffeln.

Mäßig: Ein Fünftel der Gesamtnahrungsmenge pro Tag
- Tierische Lebensmittel: Milch, Milchprodukte, Fleisch, Wurst, Fisch, Eier;
- Kartoffelprodukte: Kartoffelbrei, Kartoffelsalat ohne Mayonnaise, Pommes frites;
- Kuchen, Süßes, Knabbereien: Hefekuchen mit Obst ohne Streusel, Biskuitkuchen mit Obst.

Sparsam: Etwa 5 Prozent der Gesamtnahrungsmenge pro Tag
- Kartoffeln und Kartoffelprodukte: Bratkartoffeln, Reibekuchen, Kroketten, Kartoffelsalat mit Mayonnaise;
- Fett- und zuckerreiche Lebensmittel wie Knabberzeug, Süßes, Butter, Chips, Sahnetorte, Rührteigkuchen, Blätterteig, Hörnchen.

Zum Trinken sollten Sie Ihrem Kind überwiegend kalorienfreie und -arme Getränke wie Mineralwasser, ungesüßte Tees und Saftschorlen (zwei Teile Wasser, ein Teil Saft) geben; in geringen Mengen kalorienreduzierte Limonaden und Fruchtsäfte mit einem Fruchtgehalt von 100 Prozent. Möglichst selten sollte Ihr Kind extrem zuckerhaltige Getränke wie Limonade oder Eistee trinken. Letzere fungieren wegen ihres hohen Zuckergehalts nicht nur als fatale Dickmacher; die darin enthaltene Kombination aus Zucker und Säure ist überdies Gift für Zähne und Zahnschmelz.

Versuchen Sie zu erreichen, dass Ihr Kind möglichst wenig aus dem Bereich der Pyramidenspitze isst, und dafür den Anteil an Kost aus dem unteren Teil der Pyramide erhöht.

Das Mantra aller verantwortungsbewussten Eltern muss lauten: Obst und Gemüse statt Pommes und Tiefkühlpizza. Pflanzenöle ersetzen Butter und andere tierische Fette; in die Brotzeitbox für die Schulpause gehört ein Vollkornbrot und nicht etwa wabbelige Toastscheiben aus weißem Mehl.

Eine gesunde, ausgewogene Ernährung ist übrigens nicht nur Besserverdienenden vorbehalten. Auch mit wenig Geld kann man sich vitamin- und nährstoffreich ernähren. Es muss ja nicht unbedingt der etwas teurere Bioladen sein. Beinahe jede Supermarktkette führt heute ein eigenes Öko-Sortiment an Obst und Gemüse. Und wenn Sie künftig auf Fertigprodukte verzichten und stattdessen zu unverarbeiteten Lebensmitteln greifen, sparen Sie sowieso.

Eine gute Möglichkeit, Ihr Kind zu einem genussvollen Esser zu erziehen, ist es auch, gemeinsam zu kochen. Kaufen Sie ein Kinderkochbuch, aus dem sich Ihr Kind sein Lieblingsrezept heraussuchen darf, das Sie dann gemeinsam zubereiten.

Neurowissenschaftler haben herausgefunden, dass Kochen und das kreative Zusammenfügen von Zutaten das Gehirn trainieren – abgesehen davon, dass es viel Spaß macht. Und ganz nebenbei sensibilisiert es Kinder zu bewusstem Essen. Was man selbst eingekauft, geschält, klein geschnibbelt und zubereitet hat, genießt man intensiver als die lediglich kurz in den Ofen geschobene Fertigpizza.

Übrigens: An britischen Schulen ist Kochen seit September 2008 zum Pflichtfach geworden. Die Schüler zwischen elf und 14 Jahren sollen lernen, wie sie gesunde englische und internationale Gerichte mit frischen Zutaten zubereiten können. Die Initiative des britischen Erziehungsministeriums ist Teil einer Kampagne gegen Übergewicht unter Jugendlichen.

Tipp

Setzen Sie sich mindestens einmal am Tag mit Ihren Kindern gemeinsam an einen Tisch. Wer immer nur unbewusst und nebenbei isst, merkt gar nicht, wann er satt ist. Schalten Sie deshalb Computer oder Fernseher aus. Versuchen Sie, den Genuss am Essen zu vermitteln, und essen Sie langsam. Unterhalten Sie sich oder hören Sie einfach nur zu, was Ihre Sprösslinge heute erlebt haben.

Essen Sie bunt! Wenn Sie künftig stärker darauf achten, welche Farbtöne Ihr Essen hat, fällt es Ihnen sicher leichter, die Ernährung zu variieren. Also: Statt brauner und beigefarbener (Fleisch, Salami, Schinken, Chips, Schokolade) servieren Sie Ihren Kindern bunte Kost (Tomaten, Erbsen, Äpfel, Spinat, Radieschen usw.).

Gesund und reichlich am Morgen: Achten Sie darauf, dass Ihre Kinder nicht ohne Frühstück aus dem Haus gehen.

Fix und Fertig: Gegen Fertigprodukte (zum Beispiel Tütensuppen, Doseneintopf, Tiefkühlpizza) ist im Prinzip nichts einzuwenden. Meist enthalten diese sogenannten Convenience-Produkte aber mehr Fett und weniger Gemüse.

Machen Sie vor, wie's geht: Seien Sie sich Ihrer Vorbildfunktion bewusst und ernähren Sie sich selbst auch gesund und fettarm.

Selbst ist das Kind: Bringen Sie Ihrem Kind nach und nach bei, Verantwortung zu übernehmen. Um den Verzehr von Süßigkeiten zu reduzieren, könnten Sie ihm beispielsweise eine Dose mit Gummibärchen füllen. Mit dieser Menge soll Ihr Kind dann für einen bestimmten Zeitraum auskommen, die Einteilung des Vorrats bleibt ihm überlassen.

Weniger ist mehr: Verzichten Sie auf Nahrungsmittel, die mit Nährstoffen oder Vitaminen angereichert wurden. Diese enthalten meist Zucker.

Gesund von früh bis spät: Ein optimaler Tag sieht ernährungstechnisch so aus: zwei kalte Hauptmahlzeiten (Frühstück, Abendessen) – eine warme Hauptmahlzeit (Mittagessen) – zwei Zwischenmahlzeiten (Pausenbrot in Kindergarten oder Schule, Snack am Nachmittag).

So viel Bewegung ist nötig

Wie oft und wie lange muss sich ein Kind aber bewegen, damit sich im Körper etwas tut? Haben Forscher das nötige Pensum für Erwachsene inzwischen einigermaßen einheitlich festgelegt, ist diese Frage in Bezug auf Kinder noch nicht abschließend geklärt. Die American Heart Association etwa spricht von täglich mindestens einer Stunde Bewegungszeit. Andere fordern, dass Kinder und Jugendliche täglich mindestens 90 Minuten aktiv sein sollen. Detailliertere Maßgaben orientieren sich gar am Belastungspuls der Kinder. Demnach sollten die jungen Sportler eine Herzfrequenz von über 140 Schlägen pro Minute über eine Dauer von mindestens 20 bis 30 Minuten täglich erreichen.

Aber Kinder trainieren nicht für einen Marathon – und welche Mutter hat schon Lust, ihrem Kleinen allnachmittäglich einen Brustgurt umzuschnallen, der penibel die Herzfrequenz misst? Es wäre nur zu verständlich, wenn den Kleinen dadurch schon bald jede Lust auf Sport gründlich vergeht.

Für den Alltag genügt es schon, wenn Sie zumindest grob darüber Bescheid wissen, wie der optimale bewegte Alltag Ihres Kindes aus ärztlicher Sicht aussieht. Die Kölner Sportmedizinerin Christine Graf hat für diese Zwecke eine sehr anschauliche und wissenschaftlich fundierte Kinder-Bewegungspyramide entwickelt, an der sich Eltern und Kinder ganz leicht orientieren können.

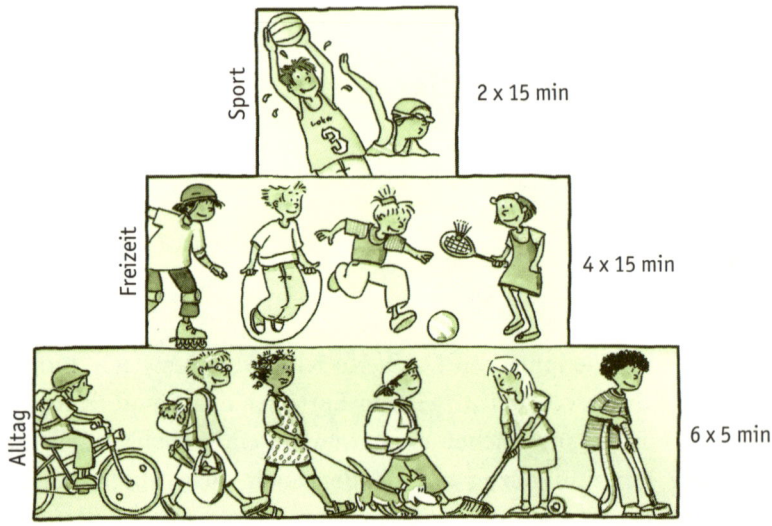

Sport | 2 x 15 min

Freizeit | 4 x 15 min

Alltag | 6 x 5 min

© aid infodienst e.V.

Anhand der Bewegungspyramide sehen Sie auf einen Blick, wie lange und wie intensiv sich Ihr Kind über den ganzen Tag verteilt anstrengen sollte. Sportwissenschaftler unterscheiden dabei zwischen *intensiven Aktivitäten* (Pyramidenspitze), *moderaten Aktivitäten* (mittlere Reihe) und *alltäglichen Aktivitäten* (unterste Reihe).

Auch Fernsehen oder das Sitzen vor dem Computer ist im Prinzip nach diesen Vorgaben nicht tabu. Allerdings sollte dieser Anteil im Vergleich zum Sport- und Bewegungsprogramm sehr klein sein.

Noch genauere Angaben finden Sie im nächsten Schema, das die Bewegungspyramide ergänzt. Anhand von Beispielen für die verschiedenen Intensitäten können Sie im Detail sehen, wie lange sich Ihr Kind jeweils bewegen sollte.

Versuchen Sie vor allem, die sitzenden Phasen zu reduzieren und die Aktivitäten Ihres Kindes im Alltag zu erhöhen. Letztere stellen den größten Anteil des täglichen Energieverbrauchs dar.

Bewegungsintensität im Alltag

	Täglich (in Minuten)	Intensität	Modifizierte Borgskala[1)	Beispiele
Intensive Aktivitäten	2 x 15 Min. → 30 Min. gesamt	Schwitzen oder hecheln	≥ 6	Schulsport, Vereinsaktivität, Freizeitaktivität mit der Familie oder Freunden, z.B. Schwimmen, Inlineskaten, Verstecken etc.
Moderate Aktivitäten	4 x 15 Min. → 1 Stunde insgesamt	Nicht schwitzen oder hecheln	11 – 13 → Etwas anstrengend	
Alltagsaktivitäten	6 x mindestens 5 – 10 Min.	–	–	Wegstrecken, z.B. zur Schule gehen oder mit dem Fahrrad oder Roller fahren; Hausarbeit, z.B. Laub kehren, Staubsaugen, Zimmer aufräumen
Inaktivität	6 – 12 Jahre→ max. 4 x 15 Min; > 12 Jahre → max. 4 x 30 Min.	–	–	Fernsehen, Computer, Playstation

Erläuterung: [1) Die Borgskala ist ein Maßstab zur Selbsteinschätzung von Belastungen, der in der medizinischen Forschung weitverbreitet ist. Die Skala reicht von 6 (überhaupt keine Anstrengung) bis 20 (maximale Anstrengung). Die Idee der Borgskala basiert auf der Herzfrequenz: 6 entspricht der üblichen Herzfrequenz von 60 Schlägen pro Minute und 20 der maximalen Herzfrequenz von 200 Schlägen pro Minute in jungen Jahren. Gewünscht wird meist, dass die Testpersonen eine mittlere Anstrengung angeben (Borg 11–13).

Quelle: Mit freundlicher Genehmigung von Christine Graf, Deutsche Sporthochschule Köln

Zudem haben sie den positiven Effekt, den Bedarf nach mehr Bewegung zu wecken: Wer ständig in Bewegung ist, benötigt das Treppensteigen, Fahrradfahren oder Gassi-Gehen wie ein Rocksänger den Applaus.

Es wird höchste Zeit für ein Bewegungsprogramm, wenn Ihr Kind ...

- ... täglich länger als eine halbe Stunde vor dem Fernseher sitzt.
- ... sich jeden Tag höchstens eine Stunde richtig bewegt.
- ... lieber alleine in seinem Zimmer spielt, als mit anderen herumzutollen.
- ... sich wenig zutraut und ängstlich ist.
- ... aggressiv ist und ständig den Clown spielt.

Es ist gar nicht so schwer, mehr Bewegung in das Leben Ihres Kindes zu bringen. Anhand zweier unterschiedlicher Tagesabläufe können Sie sehen, wie viele Möglichkeiten sich vom Aufstehen bis zum Schlafengehen Lisa und Jasmin bieten. Beide besuchen die zweite Klasse einer Grundschule. Die Bewegungszeiten haben wir jeweils fett gedruckt.

Bewegungstagebuch

	Jasmin	Lisa
07.00–07.40 Uhr	Aufstehen, frühstücken, Zähne putzen, anziehen	Aufstehen, frühstücken, Zähne putzen, anziehen
07.40–08.00 Uhr	Papa bringt Jasmin mit dem Auto in die Schule	Lisa schließt ihr Fahrrad auf und radelt in die Schule (**10 min.**)
08.00–10.00 Uhr	Jasmin und ihre Klassenkameraden üben Rechnen	In den Matheunterricht baut Lisas Lehrerin ein Bewegungsspiel ein (**15 min.**)
10.00 Uhr	In der großen Pause sitzen Jasmin und ihre Freundinnen auf einer Bank und essen ihr Schinkenbrot	Lisa spielt mit drei Klassenkameraden Fußball (**15 min.**) und isst ihr Pausenbrot

	Jasmin	Lisa
11.00 Uhr	Sportunterricht. Leider hat Jasmin ihren Turnbeutel zu Hause vergessen und kann deshalb nicht mitmachen	Im Sportunterricht, Lisas Lieblingsfach, spielen die Kinder Völkerball (**35 min.**)
12.00 – 15.00 Uhr	Im Hort macht Jasmin ihre Hausaufgaben und legt danach ein Puzzle	Im Hort macht Lisa ihre Hausaufgaben und spielt danach mit ihren Freundinnen im Pausenhof »Kästchenhüpfen« (**20 min.**)
15.00 Uhr	Jasmins Mama steht mit dem Auto vor der Schule. Gemeinsam fahren sie nach Hause	Lisas Mama kommt. Gemeinsam radeln sie nach Hause. Auf dem Weg dorthin fahren sie noch am Supermarkt vorbei (**20 min.**)
16.00 Uhr	Zu Hause schnappt sich Jasmin ihre Playstation und spielt »Monster abschießen«	Lisa isst mit ihrer Mutter einen Obstsalat und erzählt, was sie heute in der Schule alles erlebt hat
17.00 Uhr	Jasmins Freundin kommt zu Besuch. Sie schalten den Fernseher an und legen eine DVD ein	Jomo, Lisas Freund, klingelt. Gemeinsam radeln sie zum Fußballtraining. Heute sollen sie den »Übersteiger« üben (**60 min.**)
19.00 Uhr	Jasmin und ihre Eltern schieben eine Fertig-Pizza in den Ofen	Heute Abend gibt es Gemüse mit Reis
19.30 Uhr	Jasmin geht ins Bett und schläft	Lisas Mama liest noch eine Gute-Nacht-Geschichte vor, danach schläft Lisa ein
Aktive Bewegungszeit	**0 Minuten**	**2 Stunden, 55 Minuten**

Test: Wie aktiv ist Ihr Kind?

Wie bewegt der Alltag Ihres Kindes bereits ist, können Sie anhand des folgenden Tests feststellen. Beantworten Sie die acht Fragen zum Bewegungsstatus Ihres Sprösslings und notieren Sie sich die jeder Antwort zugeordnete Punktzahl.

Treibt Ihr Kind regelmäßig Sport in einem Sportverein?	
Ja, mindestens zweimal die Woche	2
Ja, höchstens einmal pro Woche	1
Nicht regelmäßig oder gar nicht	0
Macht Ihr Kind Wettkämpfe oder Turniere mit ?	
Ja, regelmäßig (zum Beispiel Fußball-Rundenspiele)	2
Ja, immer mal wieder	1
Nein	0
Ist Ihr Kind sportlich aktiv (außerhalb des Vereins) ?	
Ja, fast täglich	2
Ja, mehrmals pro Woche	1
Höchstens 1 x pro Woche	0
Wie intensiv treibt Ihr Kind Sport?	
Strengt sich sehr an	2
Strengt sich etwas an	1
Strengt sich eher wenig an	0
Wie kommt Ihr Kind meistens zur Schule/zum KiGa?	
Fast immer zu Fuß oder mit dem Fahrrad	2
Gelegentlich zu Fuß oder mit dem Fahrrad	1

Meist mit dem Bus oder dem Auto	0
Wie häufig spielt Ihr Kind im Freien?	
Eigentlich täglich	2
Mehrmals pro Woche	1
Selten/Nie	0
Wie häufig sieht Ihr Kind fern (gemeint sind auch Computerspiele usw.)	
Eigentlich täglich	0
Mehrmals pro Woche	1
Selten	2
Wie lange verbringt Ihr Kind pro Tag Zeit vor dem Fernseher (Computer, Gameboy usw.)?	
Weniger als eine halbe Stunde	2
Eine halbe bis eine Stunde	1
Mehr als eine Stunde	0

Ergebnis: Zählen Sie nun die Ihren angekreuzten Antworten zugeordneten Punkte zusammen und lesen Sie die folgende Auswertung zum Aktivitätsgrad Ihres Kindes.

13 – 16 Punkte: Ihr Kind ist sehr aktiv

Offenbar sind Bewegung, Sport und an der frischen Luft spielen in Ihrer Familie selbstverständlich. Wahrscheinlich ist Aktivität auch bei Ihnen als Eltern von großer Bedeutung. Damit geben Sie ein perfektes Vorbild für Ihren Nachwuchs ab. Ihr Kind startet mit den besten Gesundheitschancen ins Leben. Unterstützen Sie Ihr Kind auch weiterhin, sich so oft und so viel wie möglich zu bewegen.

8 – 12 Punkte: Ihr Kind könnte noch aktiver sein

Sie und Ihr Kind sind auf dem richtigen Weg. Denn offenbar treibt Ihr Kind wenigstens ab und zu Sport oder tollt draußen herum. Aber Sie schaffen noch mehr. Damit sich nämlich die vielfältigen positiven Effekte von Bewegung bei Ihrem Kind entfalten können, ist ein gewisses Maß an Aktivität nötig – sowohl von der Dauer (mindestens eine Stunde am Tag) als auch von der Intensität her (Ihr Kind sollte dabei auch mal ins Schwitzen oder außer Atem kommen). Nutzen Sie diese Chance, Ihrem Kind den bestmöglichen Start ins Leben zu ermöglichen. So günstig und so effektiv ist sonst keine Maßnahme!

0 – 7 Punkte: Das können Sie und Ihr Kind besser!

Da gibt es nichts zu beschönigen: Ihr Kind bewegt sich eindeutig zu wenig. Wahrscheinlich sitzt es viel zu oft vor dem Fernseher oder dem Computer, oder? Immerhin haben Sie jetzt schon einmal erkannt, dass Sie dringend gegensteuern müssen, damit mehr Bewegung und mehr Schwung in das Leben Ihres Kindes kommen. Dabei ist es gar nicht nötig, dass Sie Ihr Kind sofort beim nächsten Sportverein anmelden. Auch im Alltag gibt es unzählige Möglichkeiten, aktiv zu sein. Fahren Sie gemeinsam mit dem Fahrrad zur Schule oder zum Kindergarten, lassen Sie Ihr Kind am Nachmittag auf dem Bolzplatz mit Gleichaltrigen Fußball spielen, bauen Sie am Wochenende am Fluss Steinmännchen. Und denken Sie immer daran: Sie sind das wichtigste Vorbild für Ihr Kind. Ganz bestimmt gibt es auch für Sie eine Sportart, die zu Ihnen passt.

Sie als Eltern können Ihrem Kind den Einstieg in ein sportliches Leben enorm erleichtern. Langzeitstudien haben gezeigt, dass Verhaltensmerkmale, die als Kind trainiert werden, oft ein Leben lang stabil bleiben. Wer also als Kind in Bewegung ist, wird höchstwahrscheinlich auch als Erwachsener auf der Joggingstrecke, beim Wandern oder im Vereinssport eine gute Figur machen. Je früher ein Mensch anfängt, Sport und Bewegung als ganz normalen Teil des Alltags zu sehen, umso größer sind die Chancen für ein aktives Leben als Erwachsener.

Trainieren Sie Ihrem Kind dieses Verhalten wie das tägliche Zähneputzen an – nicht mit erhobenem Zeigefinger oder militärischem Drill, sondern spielerisch, mithilfe positiver Vorbilder und den Neigungen und Talenten Ihres Kindes entsprechend. Viele Ideen, wie Sie Ihr Kind motivieren können, finden Sie im Kapitel »Motivation ist alles« ab Seite 151. Ihr Joker dabei ist: Sport macht jedem Kind unglaublichen Spaß, Zähneputzen eher weniger.

Übergewichtige Kinder profitieren besonders

Dass Sport auch die Selbstwahrnehmung und das Gefühl für den eigenen Körper verbessert, haben wir schon erläutert. Hunger- und Sättigungssignale zum Beispiel registrieren aktive Kinder viel stärker als inaktive. Dies zu wissen ist vor allem dann wichtig, wenn Ihr Kind bereits ein paar Pfunde zu viel auf die Waage bringt.

Auch, wenn Sie sich anfangs nicht vorstellen können, dass Ihr etwas zu dickes Kind tatsächlich mit einem Strahlen im Gesicht über den Fußballplatz jagen könnte: Gerade übergewichtige Kinder profitieren besonders von den wohltuenden Wirkungen von Sport. Sie müssen nur das richtige Bewegungsprogramm für Ihr Kind finden. Wissenschaftler haben nachgewiesen, dass auch übergewichtige Kinder, die regelmäßig Sport trieben, schon nach kurzer Zeit den Spaß an körperlicher Aktivität entdeckten. Ihr Selbstwertgefühl stieg deutlich an und sie verbesserten ihre körperliche und geistige Fitness.

Die motorischen Entwicklungsstufen beim Kind

Sprechen Wissenschaftler von der körperlichen Entwicklung, beziehen sie sich häufig auf das sogenannte Mark-Jansen-Gesetz. Dies zu kennen ist auch für Sie als Eltern hilfreich, weil es sehr anschaulich verdeutlicht, wie aufmerksam und einfühlsam Sie das Heranwachsen Ihres Kindes begleiten müssen. Das Gesetz besagt: »Die Empfindlichkeit eines Gewebes verhält sich proportional zu seiner Wachstumsgeschwindigkeit.«

Je schneller sich also Knochen, Gelenke oder Muskeln durch Wachstum verändern, umso sensibler und empfänglicher sind sie auch für Reize. Demnach sind Heranwachsende empfindlicher gegenüber körperlichen Belastungen als Erwachsene, weil ihr Körper sich wegen des manchmal schubartigen Wachstums innerhalb von einigen Monaten stark verändern kann.

Darin liegen nun Chancen und Risiken zugleich. Einerseits müssen Eltern, Sportlehrer und Erzieher die Kinder und Jugendlichen vor Fehlbelastungen und Überlastung in Alltag und Sport schützen. Denn Kinder sind keine Miniatur-Erwachsenen. Noch viel stärker als bei den Großen besteht bei ihnen die Gefahr von Belastungsschäden.

Andererseits aber, und das ist die wichtige Botschaft, wirken sich Sport und Bewegung, wohldosiert, in jungen Jahren auch besonders positiv auf den Organismus aus. Die präventiven und heilsamen Effekte von Bewegung kommen Kindern viel stärker zugute als Erwachsenen.

Wissenschaftler unterscheiden drei Phasen der Entwicklung:

1. **Phase:** *Null bis zwei Jahre.* In dieser Zeit wächst und entwickelt sich der Körper eines Menschen am stärksten.

2. **Phase:** *Zwei bis circa zehn, elf Jahre.* Das Wachstum verläuft deutlich langsamer, aber kontinuierlich.

3. **Phase:** *Pubertät.* Aufgrund des sich verändernden Hormonhaushalts wächst und verändert sich der Körper eines Teenagers erheblich. Dies ist nicht ausschließlich äußerlich sichtbar. Das Skelett entwickelt sich, der passive Bewegungsapparat stabilisiert sich.

Natürlich entwickelt sich nicht jedes Kind in der gleichen Geschwindigkeit. Während etwa Ihr Kind mit zwei Jahren gerade mal dreieinhalb Schritte alleine laufen kann, vollführt der gleichaltrige Jonas schon kleine Tanzeinlagen. Dafür spricht Ihr Liebling vielleicht schon in ganzen Sätzen, wogegen Jonas noch mit der Faust auf den Tee deutet, um seiner Mama mitzuteilen, dass er Durst hat.

Die Entwicklung von Kindern verläuft in Schüben und ist individuell sehr unterschiedlich. Kein Grund also, sich deshalb Sorgen zu machen. Einen Kinderarzt und Bewegungsfachmann sollten Sie erst dann aufsuchen, wenn Ihr Kind auf Dauer deutliche Entwicklungsverzögerungen – oder auch Entwicklungsvorsprünge – zeigt.

Im Folgenden zeigen wir Ihnen, welche körperlichen Fähigkeiten Kinder in ihren jeweiligen Lebensphasen üblicherweise besitzen und welche sie nach gesicherten wissenschaftlichen Erkenntnissen aufweisen sollten. Dies hilft Ihnen dabei, Ihr Kind in jeder dieser Phasen bestmöglich zu unterstützen.

Neugeborenenalter

Wenn ein Kind auf die Welt kommt, verfügt es noch über ein sehr eingeschränktes motorisches Repertoire. Die meisten seiner Bewegungen sind reflexhaft: Es kann atmen, Augen und Augenlider bewegen, strampeln, saugen, schlucken und schreien. Die Muskelmasse macht etwa 20 Prozent der gesamten Körpermasse aus. Zum Vergleich: Ein untrainierter erwachsener Mensch verfügt über einen Muskelanteil von ungefähr 40 Prozent.

Bereits kurz nach der Geburt umgreifen die Hände einen Stab oder Finger, sobald dieser die Handinnenfläche des Neugeborenen berührt. Dieser Handgreifreflex ist so stark, dass man das Baby auf diese Art sanft hochziehen könnte.

Kontrollierte Bewegungen sind in den ersten Wochen noch nicht möglich. In dieser Phase sind es vor allem Organe wie Muskeln und Nervensystem, die sich entwickeln. Selbst, wenn Sie nicht den geringsten Zweifel daran hegen, dass Sie einem künftigen Olympioniken das Leben geschenkt haben, machen gezielte Bewegungsübungen jetzt keinen Sinn. Wovon ein Baby dagegen gar nicht genug bekommen kann, sind Berührungen, Streicheln, Schaukeln, Wärme, Kuscheln und Geborgenheit. All dies stärkt das Urvertrauen, und darum geht es hauptsächlich im gesamten ersten Lebensjahr.

3.–12. Monat

Innerhalb der ersten acht Monate verschwinden die Reflexe des Babys mehr und mehr. Seine Bewegungen werden immer zielgerichteter. Vor allem die Koordination zwischen Augen und Händen entwickelt sich. Dadurch kann das Baby erstmals nach Gegenständen greifen und damit spielen – übrigens stets mit beiden Armen gleichzeitig. Die Entwicklungsrichtung verläuft vom Kopf aus fußwärts. Sportwissenschaftler sprechen daher von der cephalocaudalen Entwicklungsrichtung (cephalo: lateinisch für »Kopf«, caudal: zum Schwanz hin, beim Menschen also: zum Fuß hin).

Im ersten Lebensjahr nimmt Ihr Baby stark zu. Das ist auch gut so – und sogar nötig für eine gesunde Entwicklung. Bis zum dritten Lebensjahr ist der Babyspeck aber gemeinhin verschwunden. Nur wenn Ihr Kind zum Zeitpunkt der Geburt stark über- oder untergewichtig ist, sollten Sie die Gewichtsentwicklung genauer im Auge behalten.

Tipp

Finger weg von Lauflerngeräten oder Wippen zum Trainieren. Ihr Baby lernt mit diesen Geräten keinen Tag früher zu sitzen oder zu laufen. Eher ist das Gegenteil der Fall: Die Bewegungsfreiheit Ihres Kindes wird zu stark eingeschränkt, und die Entwicklung der Muskulatur und des Rückgrats kann beeinträchtigt werden. Achten Sie lieber darauf, Ihrem Kind so wenig Grenzen wie möglich zu setzen, etwa durch einen Laufstall oder durch Kleidung, die es in seinem Bewegungsbedürfnis einschränken (zum Beispiel unbequeme Kleidung oder teure Designer-Kleidchen, die »geschont« werden müssen).

Wichtig: Legen Sie Ihr Kind gelegentlich auf den Bauch. Dies fördert die Versuche Ihres Babys, sich aufzustützen. Tun Sie dies aber nur unter Beobachtung und – wegen der Gefahr des plötzlichen Kindstodes – niemals zum Schlafen.

Einen wichtigen Entwicklungsschritt im ersten Lebensjahr stellt das Erreichen der aufrechten Haltung dar. Die Zeiten, in denen Sie Kerzen, Scheren oder die ererbte Murano-Glasvase aus dem 19. Jahrhundert in greifbarer Nähe platziert hatten, sind damit endgültig vorbei. Tischbeine, Stühle, Kommoden, Bücherregale, Wäscheständer – alles eignet sich jetzt als Hochziehhilfe.

Urvertrauen und das Überwinden von Misstrauen stehen in den ersten Monaten im Leben eines Menschen im Vordergrund. Eltern und wichtige Bezugspersonen des Neugeborenen können diese Entwicklung unterstützen, indem sie es sanft wiegen, schwingen oder schaukeln. Mithilfe von Tüchern, Decken oder Kissen gebaute Höhlen, Nester und Zelte schaffen Eltern einen Unterschlupf. Das verstärkt bei Kindern das Gefühl von Geborgenheit und Sicherheit.

Motorisch stehen bei dem Kleinkind nun die Entwicklung der Fortbewegung im Vordergrund. Manche Kinder können schon vor dem zwölften Monat laufen, andere erst mit 18 Monaten. Meist haben alle Kinder diese Entwicklungsstufe bis zum 20. Monat gelernt. Spätentwickler holen ihren Rückstand schnell wieder auf.

Zweites und drittes Lebensjahr

Kriechen, Rutschen und Krabbeln waren gestern. Von nun an ist Laufen angesagt. Berührungen können die Kinder jetzt gezielt wahrnehmen. Die Kleinen werden sich ihres eigenen Körpers bewusst und beginnen, ihren Lebensraum auszukundschaften. Und sie streben jetzt auch nach Höherem: Sie fangen an zu klettern und verschaffen sich damit erstmals aus eigener Kraft einen Überblick über die Welt. Das ist auch deshalb wichtig, weil es das Selbstwertgefühl und die Zufriedenheit fördert. Ihr Kind wird jetzt immer geschickter. Im dritten Lebensjahr ist der Gleichgewichtssinn schon so gut ausgebildet, dass es für kurze Zeit freihändig auf einem Bein stehen kann. Den ersten Roller sollte es aber erst ab etwa drei Jahren geben. Vorher haben die meisten Kinder Probleme, ihre Bewegungen und die Handhabung des Rollers richtig aufeinander abzustimmen. Bereits etwas früher, ungefähr ab dem zweiten Lebensjahr, kommen Kinder gut mit Laufrädern zurecht. Weitere Informationen dazu finden Sie auf Seite 97.

Dieser Lebensabschnitt ist für die Entwicklung motorischer Erfahrungen von besonderer Bedeutung. Deshalb nennen Sportwissenschaftler die hier erworbenen Fähigkeiten einen »Bewegungsschatz«, der den Grundstock für das weitere Leben liefert. Bereits jetzt werden also die Weichen gestellt, wie fit und geschickt Ihr Kind später einmal sein wird.

Der kindliche Drang, die Welt auszukundschaften, ist in dieser Lebensphase besonders stark ausgeprägt – nach dem Geschmack der Eltern häufig zu stark. Da müssen Sie jetzt durch. Die Welt ist ein einziger, großer Abenteuerspielplatz für Ihr Kind. Lassen Sie es Neues ausprobieren.

Nähe und Distanz, Weglaufen und Verfolgtwerden, Verstecken und Gesuchtwerden machen jetzt Spaß. Bewegungsspiele sind in diesem Alter besonders wichtig: Die Kinder düsen mit ausgebreiteten Armen als »Flugzeug« durchs Haus, sie balancieren auf jedem Balken, jeder Gartenmauer entlang ihres Weges, kugeln wie ein Schneeball Hügel herab, veranstalten wilde Laubschlachten. Kein Stuhl ist zu wackelig, kein Weg zu steil und keine Mauer zu hoch.

Machen Sie ruhig mit dabei. Jede Art von gemeinsamer spielerisch-sportlicher Bewegung schult die motorischen Funktionsprozesse – und festigt die Beziehung zwischen Eltern und Kind.

Für Sie als Eltern ist jetzt Fingerspitzengefühl gefragt. Denn einerseits müssen Sie Ihr Kind in seinem Bewegungsdrang intensiv unterstützen und dürfen dabei nicht zu ängstlich sein. Andererseits warnen Sportwissenschaftler davor, die Kinder zu überfordern. Feldwebelhafte Ansagen wie »Jetzt wird balanciert« oder »Du kletterst diesen Baum hinauf, bis zu dem dritten Ast ganz links« bewirken – verständlicherweise – eher, dass Ihren Kindern jede Lust an der Bewegung vergeht. Also: Versuchen Sie, locker zu bleiben, und überlassen Sie den Kindern die Regie – Sie schaffen das!

Tipp
Gehen Sie bei jedem Wetter nach draußen. Viel frische Luft bringt den Kreislauf in Schwung und härtet ab – selbst an regnerischen oder kalten Tagen. Alles, was Sie brauchen, sind wasserdichte Schuhe und wetterfeste Kleidung.

Kindergarten- und Vorschulalter

Die Muskulatur ist bei Kindern in diesem Alter zwar noch relativ gering entwickelt, sie reicht aber aus, das eigene Körpergewicht zu tragen. Wichtige Fähigkeiten, die sich jetzt entwickeln, sind Laufen, Klettern, Springen, Stützen, Hängen und Hangeln. So oft wie möglich sollten Sie Ihrem Kind die Gelegenheit zu diesen Bewegungsformen geben. Bewegungsexperten halten dies für unabdingbar. »Fehlen diese Entwicklungsreize, verläuft die muskuläre wie die gesamte motorische Entwicklung defizitär«, erklärt die Sportwissenschaftlerin Sigrid Dordel.

Im Alter zwischen vier und sechs Jahren verbessern sich die motorischen Fähigkeiten der Kinder mehr und mehr. Die Bewegungen sind nun exakter aufeinander abgestimmt (Koordination). Beim Gehen zum Beispiel werden die Schritte länger, dafür vermindert sich die Schrittfrequenz. Statt zu trippeln, wie es Kleinkinder tun, ähnelt der Gang von Vorschulkindern dem Gang der Großen. Auch Bewegungskombinationen, wie etwa einen Ball mit Anlauf auf ein Fußballtor zu schießen, gelingen zusehends besser.

Das richtige Alter für die Fortbewegung auf Rädern

Fahrrad

Normalerweise sollte ein Kind zum Zeitpunkt des Schuleintritts Fahrrad fahren können. Fähigkeiten, die dafür benötigt werden, sind: ein guter Gleichgewichtssinn, ein Gespür für Gefahren und die Länge des Bremswegs und sicheres Verhalten im Straßenverkehr. Mehr zum Thema Rad fahren finden Sie ab Seite 196.

Stützräder

Für den Lernprozess werden oft Stützräder verwendet. Sie sollten diese Stützräder jedoch durch eigene Hilfestellung ersetzen, indem Sie das Rad am Sattel halten, damit das Kind gleich richtig Rad fahren lernen kann. Ist Ihr Kind grundsätzlich noch nicht in der Lage, ohne Stützräder zu fahren, sollte man besser zu einem späteren Zeitpunkt mit dem Radfahren beginnen. Wenn Ihr Kind fürs Radfahren motorisch fit ist, aber noch Schwierigkeiten mit der Verkehrssicherheit hat, sollten Sie darauf achten, Ihr Kind auf verkehrsarmen Feld- oder Waldwegen Rad fahren zu lassen.

Fahrradanhänger

Sie legen Strecken im Alltag immer mit dem Rad zurück und haben ein Kind, das noch nicht laufen kann? Für Sie ist der Radanhänger (bei Stiftung Warentest »Kinderkutschen« genannt) genau das richtige und eine Alternative zum Kinderwagen. Sie sind Ihrem Kind schon in frühen Jahren ein gutes (Bewegungs-) Vorbild und Ihr Kind ist oft an der frischen Luft.

Wenn Ihr Kind schon laufen kann, sollte es sich möglichst viel selbst bewegen. Dafür müssen Sie sich Zeit nehmen, was im Alltag aber manchmal nicht möglich ist. In Ausnahmefällen (!) können Sie den Fahrradanhänger benutzen, zum Beispiel wenn Sie es eilig haben, um von A nach B zu kommen: Zumindest sind Sie dann beide an der frischen Luft, und auch wenn sich Ihr Kind nicht selbst bewegt, sind Sie Ihrem Kind ein gutes Vorbild. Im Gegensatz zu Kindern, die ständig mit dem Auto gefahren werden, lernt Ihr Kind, dass Strecken bei Wind und Wetter aktiv zurückgelegt werden können. Sie sollten nur darauf achten, dass Ihr Kind nicht in dem Wagen sitzt und Süßigkeiten isst, während Sie sich abstrampeln.

Dank des Radanhängers können Sie zum Beispiel auch eine Familienradtour unternehmen, wenn eines Ihrer Kinder noch nicht Rad fahren kann. Denken Sie aber immer daran, dass es auch für das kleine Kind besser wäre, sich selbst zu bewegen!

Das Laufrad
Sobald Kinder sicher laufen, können sie sich auch auf einem Laufrad fortbewegen. Das Laufrad fördert, im Gegensatz zum Rollerfahren, gleichseitige Bewegungen. Kinder benötigen dazu einen ausgeprägten Gleichgewichtssinn. Das Erfahren der Geschwindigkeit (und vor allem die Erfahrung, diese selbst erzeugen zu können), macht ihnen sehr viel Spaß, zumal sie damit spazieren gehende Erwachsene locker überholen können. Das motiviert einerseits die Kinder, andererseits bietet sich auch für Sie die Möglichkeit längerer Spaziergänge.

Aber auch hier gilt, dass Ihr Kind immer mal wieder zu Fuß gehen sollte – wofür Sie sich regelmäßig Zeit nehmen sollten.

Das Kindertandem
Hat Ihr Kind bereits Radfahren gelernt, sollte es natürlich immer wieder selbst üben, um selbstständig zu werden. Bevor Sie jedoch das Kind ins Auto setzen, um es auf einer etwas gefährlicheren Strecke von A nach B zu bringen, nutzen Sie besser die sogenannten Kindertandems. Dabei werden speziell dafür geeignete Kinder-Hinterräder an Ihr Erwachsenenrad montiert, sodass die Kinder mitstrampeln,

jedoch nicht vom Weg abkommen können. Sie und Ihr Kind können sich aktiv fortbewegen, ohne dass Sie Angst haben müssen.

Allerdings dürfen Sie nicht vergessen, dass Ihr Kind hierbei keinerlei motorische Aufgaben hat wie dies beim selbstständigen Radfahren der Fall ist. Theoretisch könnte Ihr Kind sogar einfach nur faul auf dem Sattel sitzen und Ihnen die ganze sportliche »Arbeit« überlassen. Deswegen sollte das Kindertandem nur eine Alternative zum Autofahren sein!

Die Abenteuerlust Ihres Kindes ist nun kaum zu bremsen. Als Ritter, Cowboy, Indianer oder Pirat erforscht es die Umgebung und dringt in unbekannte Welten ein – und sei es nur, in Ermangelung eines Waldes oder eines Flussbetts, in den Hinterhof des Nachbarhauses. Auf eigene Initiative Neues zu erforschen ist wichtig, damit Kinder ein positives Selbstbild entwickeln.

Angeregt durch Freunde, wird der Bewegungsschatz Ihres Kindes nun immer größer. Der Wettbewerb mit Gleichaltrigen ist übrigens sehr wichtig für Ihren Sprössling. Plötzlich ist es interessant, um die Wette zu laufen, sich zu messen und zu vergleichen. Ihr Kind will schließlich wissen, was es schon kann.

Tipp
Selbst mit einfachen Mitteln lassen sich Wohnungen in einen Abenteuerspielplatz verwandeln. Matratzen, Schaumstoffquader, Polster, Kissen, Umzugskartons, Decken – mit all dem lassen sich imposante Burgen oder finstere Höhlen bauen. Mithilfe von Seilen, Strickleitern oder Schaukeln können Kinder sich an Bord eines Piratenschiffs versetzen.

Grundschulalter

Im Alter zwischen sechs und sieben Jahren ist Ihr Kind so weit, dass es zu schwierigeren sportlichen Übungen in der Lage ist. Hochsprung, Weitsprung, Turnen und bestimmte Schwimmtechniken kann es jetzt erlernen. Und die Kinder entdecken ihren sportlichen Ehrgeiz: Nicht mehr das Spielerische steht im Vordergrund, sondern mehr und mehr die Ansprüche an die eigenen Leistungen. Vor allem Jungen messen und vergleichen sich untereinander – wie echte Wettkampfsportler. Die Profis aus der Bundesliga, der National Basketball Association und dem Formel-1-Ferrari fungieren als die großen aktuellen Vorbilder, ihre Konterfeis hängen als Poster über dem Bett oder kleben als Sticker auf dem Federmäppchen.

Mit dem Schuleintritt ändert sich viel für die Kinder. Sie müssen nun lange Zeit sitzen und bewegen sich viel weniger als in den Jahren zuvor. Die Anforderungen steigen und der Stress nimmt zu. Dies kann auch zu einem veränderten Essverhalten und zu einer Gewichtszunahme führen. Achten Sie darauf besonders.

Ab einem Alter von etwa sieben Jahren verbessert ein Kind seine Fähigkeit, sich koordiniert und ökonomisch zu bewegen. Dies ist vielleicht sogar die wichtigste Phase für die Entwicklung der Motorik überhaupt. Damit dies besonders gut gelingt, sollte das Kind möglichst viele verschiedene Bewegungs- und Wahrnehmungserfahrungen machen. Das Alter von etwa sieben bis elf Jahren bedeutet somit eine große Chance für Sie, Ihr Kind optimal zu fordern und zu fördern.

10 bis 14 Jahre

Gegen Ende der Grundschulzeit, bis etwa zur sechsten Klasse, bewegen sich Kinder extrem gewandt, harmonisch und zielgerichtet. Sportwissenschaftler bezeichnen diese Phase deshalb als den Höhepunkt der motorischen Entwicklung. Die Bewegungen der Kinder sind nun sehr gut koordiniert, vor allem Arm- und Beinbewegungen (etwa bei Sportarten wie Feldhockey, Volleyball, Handball) sind gut aufeinander abgestimmt.

Weil sich jetzt auch die kognitiven Fähigkeiten der Kinder sehr stark entwickeln, befinden sie sich in dieser Phase im besten Lernalter.

Während der Pubertät verschiebt sich der Anteil der Muskelmasse im Verhältnis zum gesamten Körper. Jungen entwickeln etwa 40 Prozent Muskeln, bei Mädchen beträgt dieser Anteil etwa 36 Prozent.

Die motorische Entwicklung gerät mit dem Einsetzen der Pubertät etwas ins Stocken. Auch Bewegungsspiele und Sport sind jetzt womöglich weit weniger wichtig als die momentan angesagten Ghetto-Rapper aus New York, die zerlöcherte Hüftjeans aus dem coolen Klamottenladen oder die langbeinige Lena aus der Parallelklasse. Daher ist es möglich, dass Kinder sich in ihren koordinativen Fähigkeiten wieder verschlechtern. Zudem besteht die Gefahr, dass die Jugendlichen sich eine schlechte Haltung angewöhnen, die dann meist ein Leben lang beibehalten wird.

Wissenschaftler bezeichnen die Jahre des pubertären Wachstumsschubs als »Krisenzeit der skelettären Entwicklung«. Insbesondere übergewichtige Jugendliche müssen aufgrund der womöglich noch schlecht ausgebildeten Bauch- und Rückenmuskulatur auf ihre Haltung aufpassen. Grundsätzlich können bei allen Kindern (normal-, unter- oder übergewichtig) zu hohe mechanische Belastungen (zum Beispiel durch Training mit Gewichten) den Halte- und Bewegungsapparat gefährden. Betroffen davon sind vor allem die Wirbelsäule sowie Hüfte und Beine.

Der Einfluss von Eltern in dieser Phase ist, realistisch gesehen, eher gering. Daher ist es wichtig, dass Kindern schon vorher der Spaß am Sport vermittelt wurde.

Das beste Spielzeug für Ihr Kind

Bälle:	ab ½ Jahr
Schaukel:	½ bis 12 Jahre
Dreirad:	1 ½ bis 3 Jahre
Luftballons:	2 bis 10 Jahre
Bobbycar:	2 bis 3 Jahre
Schaukelpferd:	2 bis 5 Jahre
Klettergeräte:	ab 2 Jahren
Rutsche:	ab 2 Jahren
Roller:	ab 3 Jahren
Schlitten:	ab 3 Jahren
Springseil:	ab 4 Jahren
Kettcar:	4 bis 8 Jahre
Rollschuhe:	ab 5 Jahren
Fahrrad:	ab 5 Jahren
Laufrad:	2 bis 4 Jahre

In welchen Entwicklungsphasen Sie Ihr Kind besonders fördern können

Im vorigen Kapitel haben Sie gesehen, in welchen – teilweise recht großen Schritten – sich Ihr Kind motorisch entwickelt. Gerade zwischen dem 6. und dem 12., 13. Lebensjahr verbessern und verfeinern Kinder ihr Können immer mehr. Was sind aber die Ursachen für diese Fortschritte? Dies zu verstehen ist enorm wichtig, denn es zeigt, wie bedeutend Ihre Rolle als Vater oder Mutter für die Entwicklung Ihres Kindes ist.

Zum einen sind zwar bestimmte, ganz natürliche Reifungsvorgänge für diese Entwicklung verantwortlich – ganz unabhängig von dem Einfluss der Eltern.

Zum anderen aber lautet eines der wichtigsten Prinzipien der sportlichen Entwicklung – und das gilt ja im Grunde fürs gesamte Leben und für alle Bereiche: Ohne Lernen geht nichts. Nur zu warten, bis die Kleinen irgendwann einmal Rad fahren oder den Basketballkorb treffen können, das wird nicht klappen. Üben, trainieren, nachahmen, ausprobieren, Neues kennenlernen – all das ist wichtig und sogar unabdingbar, damit sich die einzelnen motorischen Fähigkeiten in den verschiedenen Lebensphasen überhaupt entfalten und verfeinern können. Reifung und Lernen stehen in einem gegenseitigen Wechselverhältnis, und mehr noch: Erst wenn ein Kind eine bestimmte Stufe motorischer Fertigkeiten erreicht hat, kann es die nächste erklimmen.

Es gibt indes Altersstufen, in denen bestimmte Fähigkeiten besser als in anderen angeeignet werden können. Experten sprechen hier von sogenannten *sensiblen Phasen*. Die Kinder reagieren in diesen Entwicklungsstufen auf Lern- und Trainingsreize besonders stark.

- Die *motorische Lernfähigkeit* ist im Alter zwischen sieben und neun Jahren höher als in den Jahren zuvor. Mit zehn und elf Jahren lernen Kinder Bewegungen noch besser, wogegen die beginnende Pubertät (12. und 13. Lebensjahr) eher eine Pause in der motorischen Entwicklungsfähigkeit darstellt. Vom 14. Lebensjahr an erfahren Kinder einen weiteren Entwicklungsschub.
- Das beste Alter für das Erlernen der *Gleichgewichtsfähigkeit* liegt um das elfte Lebensjahr.
- Auch *Kraft, Schnelligkeit und Ausdauer* entfalten sich schubartig. Die Kraftentwicklung zum Beispiel ist erst ab dem 12. Lebensjahr durch Übung und Training stark beeinflussbar. Ausdauer, wie man sie etwa zum Joggen, Radfahren oder Langlaufen braucht, lässt sich ab dem 11. Lebensjahr sehr gut trainieren. Etwa mit der Einschulung, also ab dem siebten Lebensjahr, verbessern Kinder ihre Schnelligkeit.

Generell gilt: Das Lebensalter zwischen sieben und zwölf Jahren stellt die wichtigste Phase in der körperlichen Entwicklung des Menschen dar. In diesen fünf Jahren werden die Grundlagen in allen motorischen Bereichen angelegt, die wir im folgenden Kapitel erklären werden. Es ist damit der Lebensabschnitt, der die größten Chancen für verantwortungsbewusste Eltern bietet, die ihr Kind bestmöglich fördern wollen. Allerdings gilt leider auch andersherum: Was in diesen so extrem wichtigen Jahren verpasst wird, ist später fast nicht mehr aufzuholen.

Die fünf Bausteine der Motorik –
und wie sie gezielt trainiert werden können

Selbstverständlich ist es möglich, dass Ihr Kind ein Jahrhunderttalent im Kunstturnen, Rennradfahren oder Gewichtheben ist. Ab Seite 153 finden Sie einen Leitfaden, wie Sie die Talente und Neigungen Ihrer Tochter oder Ihres Sohnes entdecken und fördern können. Für eine gesunde Kindheit ist es jedoch wichtig, für einen ausgewogenen Bewegungsalltag mit vielen unterschiedlichen Aktivitäten zu sorgen. Das gilt übrigens auch für Erwachsene. Sportmediziner empfehlen heute, unterschiedliche Trainingsformen zu kombinieren. Wer also zum Beispiel für einen Marathon trainiert, sollte Kraft- und Dehnübungen in sein Programm einfließen lassen. Schnellkraftsportler wie Fußballer oder Hockeyspieler sollten auch ihre Ausdauer und Koordination ausbauen.

Was aber bedeutet das überhaupt: Ausdauer, Kraft, Koordination, Schnelligkeit, Beweglichkeit? Wenn man in Fachbüchern oder Fachartikeln Berichte zur körperlichen Aktivität liest, fallen immer wieder diese Begriffe. Sie stellen die fünf Mosaiksteine dar, aus denen sich die Motorik zusammensetzt – wie in einem großen Fresko oder Puzzlespiel.

Man nennt diese fünf Bausteine auch motorische Grundeigenschaften oder motorische Fähigkeiten. Sie sind dafür verantwortlich, ob ein Mensch eine bestimmte Bewegung dynamisch, schnell oder geschickt ausführen kann. Zudem sind diese Puzzleteile notwendige Voraussetzungen für das Erlernen und das Training

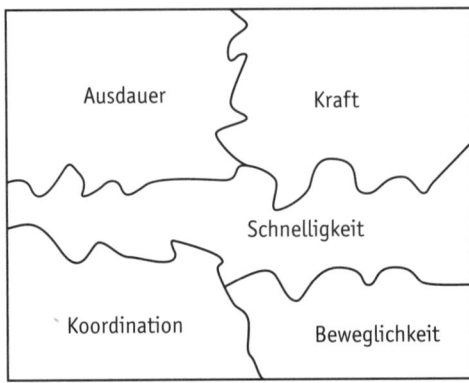

von sportlichen Fähigkeiten. Es macht also durchaus Sinn, diese Elemente bei Ihrem Kind jeweils zu fördern.

Natürlich sind für eine Sportart nicht immer alle Fertigkeiten gleich stark gefragt. So muss ein Sprinter vor allem schnell sein, ein Marathonläufer benötigt eine extrem gute Ausdauer und ein Gewichtheber vor allem Kraft.

Die meisten Sportarten erfordern jedoch eine Mischung der motorischen Fähigkeiten. Ein guter Fußballspieler zum Beispiel vereint alle fünf motorischen Grundeigenschaften. Und auch im Kinderturnen sind Kraft, Koordination und Beweglichkeit besonders vonnöten.

Damit Kinder sich motorisch optimal entwickeln, sollten sie möglichst alle fünf Fähigkeiten herausbilden und entwickeln – getreu dem Motto, das der österreichische Komponist Anton Bruckner einmal ausgegeben hat: »Wer hohe Türme bauen will, muss lange beim Fundament verweilen.« Auf Sport und Kinder bezogen bedeutet das: Nur durch eine breite Grundlage kann sich später echtes Bewegungskönnen herausbilden. Und noch etwas spricht dafür, dass sich eine gute »Grundausbildung« lohnt: Können ist – das ist sportwissenschaftlich erwiesen – eine Grundvoraussetzung dafür, dass Kinder auch Spaß beim Bewegen haben und daraus eine dauerhafte Motivation schöpfen.

Im Folgenden erklären wir Ihnen die einzelnen Fähigkeiten nun genauer und zeigen Ihnen anschließend, wie Ihr Kind sie jeweils trainieren kann.

Ausdauer

Als Ausdauer bezeichnen Trainingsexperten die psychische und physische Widerstandsfähigkeit gegen Ermüdung – oder, sportlich ausgedrückt: Wer eine körperliche Belastung besonders lange durchhalten kann, ist gut ausdauertrainiert. Langstreckenläufer müssen demzufolge über eine besonders gute Ausdauer verfügen, um über viele Kilometer lang die Belastung durchhalten zu können.

Die Ausdauer hängt vor allem davon ab, wie gut der Körper in der Lage ist, die für die Bewegung nötige Energie (in Form von Sauerstoff) bereitzustellen. Deshalb sind das Herz-Kreislauf-System und die Atmung in puncto Ausdauer besonders gefragt. Sie transportieren Sauerstoff und Glukose zu den Zellen und organisieren die Entsorgung der Stoffwechselendprodukte wie Kohlendioxid und Milchsäure.

Reicht die aufgenommene und gelieferte Sauerstoffmenge aus, um die für die Belastung benötigte Energie bereitzustellen, spricht man von aerober Ausdauer. Bei anaerober Ausdauer entsteht ein Sauerstoffdefizit – was der Sportler daran merkt, dass der Atem schwerer und lauter wird. Trainingsprofis geben deshalb als wichtigstes Motto für aerobe Ausdauerbelastungen an: »Laufen, ohne zu schnaufen.«

Beim Fitness-Parameter Ausdauer muss man aber nicht gleich an ausgezehrte Vollprofis denken, die sich stundenlang beim Marathon oder gar bei einem Triathlon quälen. Studien haben gezeigt, dass bereits Kinder eine gute Ausdauerfähigkeit und Trainierbarkeit aufweisen. Bei Mädchen konnten Forscher eine

Steigerung bis zum 14. Lebensjahr nachweisen, bei Jungen bis zum 16. Lebensjahr. Relativ betrachtet, ist die Leistungsfähigkeit von Kindern oder Jugendlichen wegen der kleineren Körpermasse sogar höher als die von Erwachsenen.

Warum Ausdauer wichtig ist

Bei der segensreichen Wirkung von Bewegung auf den Körper kommt der Ausdauer eine besondere Rolle zu. Ebenso wie bei Erwachsenen auch, kurbelt eine Ausdauerbelastung wie Rollerblades, Joggen, Radfahren oder Schwimmen die Fettverbrennung an – auch, weil dabei besonders viele Muskelgruppen beansprucht werden.

Viele Studien haben gezeigt, dass sich die positiven Wirkungen einer Ausdauerbelastung erst nach einer gewissen Dauer entfalten. Das heißt: Wer einmal im Monat in seine Rollerblades schlüpft und dann fünf Minuten lang Pirouetten dreht, tut zwar immer noch mehr für seine Gesundheit als der notorische Stubenhocker. Aber damit die Kaskade positiver Wirkungen im Körper in Gang kommt, sollte die Ausdauerbelastung regelmäßig – mindestens dreimal pro Woche bei Erwachsenen und für jeweils mehr als 30 Minuten am Stück – durchgehalten werden.

Kinder sollten in der Lage sein, im eigenen Tempo eine bestimmte Zeit ohne Pause zu laufen. Wie lange, hängt vom Alter Ihres Kindes ab – pro Lebensjahr etwa eine Minute ist ein Richtwert. Ein achtjähriges Mädchen sollte demnach acht Minuten ohne Pause laufen können.

Die gute Nachricht dabei ist: Wer eine bessere Ausdauer anstrebt, und das gilt für Kinder wie für Erwachsene, muss nicht bis an seine körperlichen Grenzen gehen. Der Spaß an der Sache steht im Vordergrund!

Sportarten, die die Ausdauer trainieren: Schwimmen, Dauerlauf, Langlauf, Inlineskating, Radfahren, Wandern, Spazierengehen.

Spielideen

Zum Training der Ausdauer eignen sich alle Lauf- und Fangspiele.

Klammerklau

Was Sie dafür brauchen: Wäscheklammern oder zusammengelegte Seile (als »Schwänzchen« rückseitig in die Hose stecken und heraushängen lassen).

Beschreibung: Jeder Mitspieler befestigt drei Klammern so an der Kleidung, dass diese gut sichtbar sind. Nun versuchen die Teilnehmer, sich die Klammern gegenseitig zu klauen. Die Beute befestigen sie anschließend an der eigenen Kleidung.

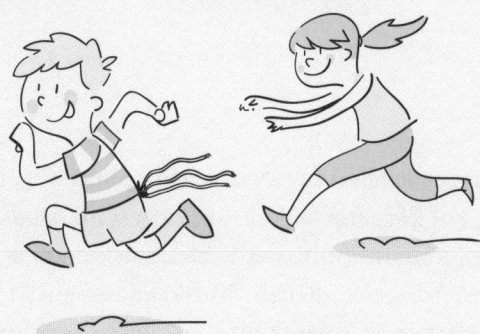

Um ausreichend Reize für das Herz-Kreislauf-System zu erzielen, sollte das Spiel mindestens fünf Minuten dauern.

Ketten-Fangspiel

Beschreibung: Ein Kind wird zu Beginn des Spiels als Fänger bestimmt, alle anderen versuchen zu fliehen. Sobald der Fänger das erste Kind gefangen hat, fassen sich diese beiden Kinder an den Händen und bilden so eine Kette. Jedes weitere Kind, das erwischt wird, schließt sich an die Fänger-Kette an. Sobald vier Fänger-Kinder eine Kette bilden, teilen sie sich auf in Zweier-Ketten – so lange, bis alle Kinder gefangen sind.

Bälle-Fangen
Was Sie dafür brauchen: Mehrere Bälle (etwa halb so viele wie die Anzahl der mitspielenden Kinder).
Beschreibung: Dieses Spiel schult neben der Ausdauer zusätzlich den Orientierungssinn. Je mehr Kinder bei diesem Spiel mitmachen, umso lustiger ist es. Ein Kind versucht, andere Kinder zu fangen. Diese werfen sich einen Ball zu. Wer gerade einen Ball in der Hand hat, darf nicht gefangen werden. Wenn sehr viele Kinder bei diesem Spiel mitmachen, können auch mehrere Fänger bestimmt werden.

Kraft

Physikalisch gesehen bedeutet Kraft: Masse mal Weg. Die »Masse«, die in Bezug auf körperliche Kraft bewegt wird, sind die Muskeln. Jeder Mensch kann mithilfe der Skelettmuskulatur Kraft aufbringen, und logischerweise, je mehr Muskelmasse ein Mensch besitzt, umso größer ist auch seine Kraft. In der Behandlung von übergewichtigen Jugendlichen setzen Therapeuten meist darauf, sanft, aber stetig die Muskeln zu stärken. Wie in einer Fabrik, in der mehr Arbeiter beschäftigt sind und dadurch auch die Produktion ansteigt, wächst mit einer Zunahme an Muskelmasse der Energieverbrauch des Körpers. Das wiederum wirkt sich positiv auf die Fettverbrennung und auf den gesamten Organismus aus.

Erst mit der Pubertät bilden sich die Muskeln eines Heranwachsenden aus, was vor allem mit dem Anstieg von Sexualhormonen zusammenhängt.

In Sportarten, die viel Kraft erfordern – wie etwa Sprint, Kunstturnen oder Weitsprung – können Kinder deshalb auch vor der Pubertät keine Spitzenleistungen erbringen.

Mit klassischem Krafttraining, mit dem Erwachsene im Fitness-Studio ihre Muskeln aufbauen, sollten Kinder erst nach der Pubertät beginnen. Vorher raten Sportwissenschaftler zu Kräftigungsübungen mit dem eigenen Körper, zum Beispiel zu Partnerübungen oder mithilfe eines Medizinballs oder Therabands. Viele Bewegungsspiele stärken zudem ganz nebenbei die Muskeln – nämlich alles, was mit Hängen, Hangeln, Stützen, Springen, Hüpfen, Ziehen, Schieben oder Tragen zu tun hat.

Sportarten, die die Kraft trainieren: Ringen, Weitsprung, Judo, Kugelstoßen, Basketball, Handball

Spielideen

Als Kraftübungen eignen sich alle Stütz- und Wurfspiele sowie Klettern (zum Beispiel am Klettergerüst oder auf einen Baum).

Wir gehen in den Zoo

Was Sie dafür brauchen: einen glatten Untergrund (zum Beispiel Parkett, Steinfliesen oder Turnhallenboden), zwei Teppichfliesen (Teppichseite zeigt nach unten).

Beschreibung: Sie erzählen den Kindern eine Geschichte: Sie alle machen einen gemeinsamen Ausflug in den Tierpark und gehen von Käfig zu Käfig. Die Kinder müssen sich dabei jeweils bewegen wie die Tiere, von denen Sie gerade berichten.

Hunde: Die Kinder stützen die Arme auf die Teppichfliese und bewegen sich im Vierfüßlergang fort (Kräftigung der Arm-, Schulter- und Beinmuskulatur).

Schlangen: Die Kinder legen sich mit dem Bauch auf die Teppichfliese und ziehen sich mit den Armen vorwärts oder schieben sich rückwärts (Kräftigung der Arm-, Schulter- und Rumpfmuskulatur).

Raupen: Hände und Füße stützen sich jeweils auf eine Teppichfliese. Zunächst werden die Hände nach vorne geschoben, dann die Füße nachgezogen (Kräftigung der Arm-, Schulter-, Rumpf- und Beinmuskulatur).

Störche: Ein Fuß steht auf einer Teppichfliese. Mit dem anderen stoßen sich die Kinder vom Boden ab und rutschen über den Boden (Kräftigung der Rumpf- und Beinmuskulatur).

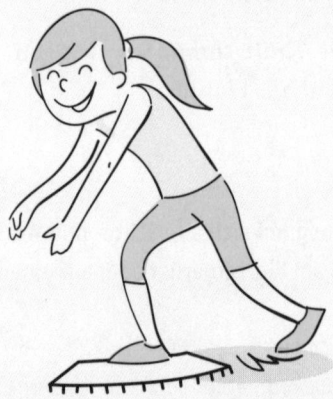

Krebse: Zwei Kinder sitzen Rücken an Rücken auf zwei Teppichfliesen und bewegen sich gemeinsam seitlich vorwärts oder gegen den Widerstand des Partners (Kräftigung der Bein- und Rumpfmuskulatur).

Spinnen: Der Rücken liegt auf der Teppichfliese. Die Kinder bewegen sich rückwärts, indem sie sich mit den Beinen abstoßen (Kräftigung der Rumpf- und Beinmuskulatur).

Seehunde: Sie sitzen auf der Teppichfliese, heben die Beine an und drehen sich im Kreis oder bewegen sich rückwärts, indem sie sich mit den Armen am Boden entlangziehen (Kräftigung der Arm- und Bauchmuskulatur).

Koordination

Koordination zeichnet sich durch das Zusammenwirken von Skelettmuskulatur und Zentralnervensystem aus. Koordinative Fähigkeiten sind zum Beispiel dann gefragt, wenn eine Bewegung oder eine Sportart eine schnelle Reaktion, einen guten Gleichgewichtssinn oder eine ausgefeilte Orientierungsfähigkeit erfordert. Ein gutes Beispiel ist der Aufschlag beim Tennis. Hier müssen Gehirn und Muskeln auf die hundertstel Sekunde genau aufeinander abgestimmt sein, damit der Schläger auch tatsächlich zum richtigen Zeitpunkt und an der richtigen Stelle auf den kleinen, gelben Ball trifft.

Was eine gute Koordination bewirkt

Koordination ist also nötig, um Bewegungen ökonomisch und harmonisch auszuführen. Das ist unter anderem auch beim Laufen wichtig. So spart ein Mensch, der stilistisch gut läuft, Energie und kann die Bewegung länger durchhalten.

Kinder mit besonderer Koordinationsfähigkeit profitieren in ganz spezieller Weise. In Tests konnten Wissenschaftler der Deutschen Sporthochschule zeigen, dass diese Kinder in Konzentrationstests besonders gute Leistungen erbrachten.

Das Grundschulalter ist die bedeutendste Entwicklungsphase für den Ausbau der Koordination. Hier werden Bewegungsformen wie Laufen oder Springen zunehmend verfeinert. Deshalb ist es auch besonders wichtig, dass sechs- bis zehnjährige Kinder in dieser Zeit besonders ermutigt werden, sportlich aktiv zu sein. »Adäquate Reize, Übungs- und Lernmöglichkeiten sind in diesem Zeitraum unbedingt erforderlich, um die Basis für eine gute motorische Leistungsfähigkeit zu schaffen«, erklärt die Sportmedizinerin Christine Graf von der Deutschen Sporthochschule.

Was die Feinmotorik betrifft, unterscheiden sich übergewichtige Kinder meist kaum von Normalgewichtigen. Deshalb bieten sich Bewegungsformen oder Spiele, die besonderes Geschick erfordern, auch als mögliche Therapiemaßnahme an. Übergewichtige Kinder haben hier Erfolgserlebnisse, die sie sonst meist nicht erfahren. Beispiele für Spiele, die die Feinmotorik schulen: Frisbee, Jonglieren, Zielwerfen.

Eine gute Koordination setzt sich aus folgenden Parametern zusammen:

- *Orientierungsfähigkeit:* Bei Bewegungen die Orientierung behalten.
- *Rhythmusfähigkeit:* Einen vorgegebenen Bewegungsablauf erfassen und ausführen.
- *Reaktionsfähigkeit:* Auf verschiedene Reize schnell reagieren.
- *Gleichgewichtsfähigkeit:* Den Körper im Gleichgewicht halten beziehungsweise die Balance wiederfinden.
- *Differenzierungsfähigkeit:* Eine Bewegung sicher, effektiv und präzise durchführen (Bewegungsgenauigkeit, Bewegungsökonomie und gute Feinabstimmung).

Sportarten, die Koordination trainieren: Klettern, Tennis, Federball, Tischtennis, Radfahren, Mountainbiking, Kunstturnen, Stelzenlaufen, Ball über die Schnur, Tanzen, Ballett.

Spielideen

Als Koordinationsübungen eignen sich Hilfsmittel und Spiele wie Pedalos, Hula-Hoop-Reifen, Wackelbretter, Wippen, Balancierhindernisse, Gummitwist, Eierlaufen oder Sackhüpfen.

Der große Wurf
Was Sie dafür brauchen: Bälle; Ziele wie Hütchen, Zielscheiben, Kreidekreise etc.

Beschreibung: Die Kinder sollen mit Gymnastik-, Schlagbällen oder gefüllten Säckchen Markierungen treffen (zum Beispiel mit Klebeband markierte Linien an der Wand, aufgehängte Reifen, Hütchen etc.). Nach einiger Zeit können die Stationen auch in Staffel- oder Biathlonläufe integriert werden.

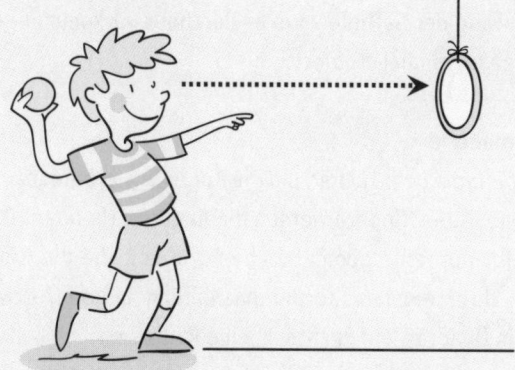

Blindenstraße

Was Sie dafür brauchen: Bierdeckel oder Teppichfliesen; einen Holz- oder Plastikstab.

Beschreibung: Die Kinder versuchen, sich blind von einem Bierdeckel zum anderen zu tasten, und benutzen dabei als Orientierungshilfe einen Stab (= »Blindenstock«). Die Bierdeckel sind dabei entweder nach einem bestimmten Muster ausgelegt (etwa als Straße) oder beliebig im Raum verteilt.

Romeo und Julia

Was Sie dafür brauchen: Ein Tuch und ein Seil.

Beschreibung: Dieses Spiel ist für zwei Kinder gedacht. Ein Kind ist Romeo, das andere Julia. Sie binden nun Julia mit dem Seil die Beine zusammen (zum Beispiel in Kniehöhe und natürlich nicht zu fest!), Romeo werden mit dem Tuch die Augen verbunden. Postieren Sie die beiden Kinder weit voneinander entfernt. Der kleine

Romeo ruft nun »Julia«, diese muss mit »Romeo« antworten. Sinn des Spiels ist es, dass Romeo seine Julia fängt – und Julia versucht, vor Romeo zu fliehen.

Spielen Sie dieses Spiel auf einer Wiese oder einem weichen Teppich und räumen Sie kantige Hindernisse aus dem Weg – im Überschwang der Gefühle kann es durchaus vorkommen, dass das »Liebespaar« einmal stolpert.

Kinder-Geometrie

Was Sie dafür brauchen: Tücher, um die Augen zu verbinden.

Beschreibung: Allen Kindern werden die Augen verbunden. Der Spielleiter gibt nun eine geometrische Form vor, die die Kinder nun mithilfe ihrer eigenen Körper nachbilden müssen, etwa einen Kreis, ein Quadrat, ein Rechteck, eine Raute usw.

Südkurve

Beschreibung: Dieses Spiel trainiert Koordination und Schnelligkeit. Jeweils zwei Kinder sitzen hintereinander wie auf einem Schlitten auf dem Boden. Zwei andere Kinder werden zu Beginn des Spiels ausgesucht – ein Kind ist der Jäger, das andere der Gejagte. Der Jäger muss nun versuchen, den zwischen den am Boden sitzenden Kindern herumlaufenden Gejagten zu fangen. Schlägt der Jäger den Gejagten ab, wechseln die Rollen.

Einen Haken hat die Sache allerdings: Der Gejagte kann sich jederzeit hinter ein sitzendes Kinder-Pärchen setzen. Dadurch wird der Vordermann des Pärchens zum neuen Jäger, und der alte Jäger zum Gejagten. Alle Kinder müssen also während des gesamten Spiels höllisch aufpassen, weil ständig die Rollen gewechselt werden. Vor allem der Jäger muss blitzschnell seine veränderte Rolle als neuer Gejagter realisieren, da er sonst dem Jäger versehentlich in die Arme läuft.

Beweglichkeit

Die Beweglichkeit setzt sich aus zwei Komponenten zusammen: der Gelenkigkeit, also dem Bewegungsumfang der Gelenke, und der Dehnfähigkeit, resultierend aus der Flexibilität von Muskeln, Sehnen und Gelenken.

Die kindlichen Sehnen und Bänder sind wesentlich elastischer als die ihrer Eltern. Nie wieder ist die Beweglichkeit besser ausgeprägt als im Kleinkindalter (außer Ihr Kind wird ein Kunstturner). Die Beweglichkeit bildet sich natürlicherweise jedes Jahr weiter zurück. Deshalb sind Kinder auch ganz locker in der Lage, Übungen auszuführen, die Erwachsene – meist stöhnend vor Schmerzen – kaum noch hinbekommen. Dies liegt auch daran, dass die Muskeln von Kindern noch nicht so ausgebildet sind.

Sportarten, die Beweglichkeit trainieren: Klettern, Kunstturnen, Synchronschwimmen, Yoga, Gymnastik.

Spielideen

Geeignet sind alle Spiele, die Kinder zu nicht alltäglichen Bewegungen sowie zum bewussten und intensiven Körpereinsatz animieren.

Wer schafft's über den Fluss?
Was Sie dafür brauchen: Bierdeckel oder Teppichfliesen; Markierungen fürs »Flussufer«.
Beschreibung: Im Garten oder in einem großen Zimmer werden viele Bierdeckel ungeordnet auf dem Boden verteilt. Ziel des Spiels ist es, von einem Ufer zum anderen zu gelangen, ohne dabei den Boden zu berühren. Die Bierdeckel stellen große Steine dar, die betreten werden dürfen – drumherum lauern die Krokodile. Laufen und Springen sind nicht erlaubt!

Musik-Gymnastik

Was Sie dafür brauchen: Musik, die Ihren Kindern gefällt.

Beschreibung: Sie machen verschiedene Übungen vor, die die Kinder dann nachmachen sollen. Zum Beispiel: Rad fahren in Rückenlage (Beine in der Luft); Hüpfen mit Hochschwingen eines Beines; auf allen vieren abwechselnd Katzenbuckel – Pferderücken.

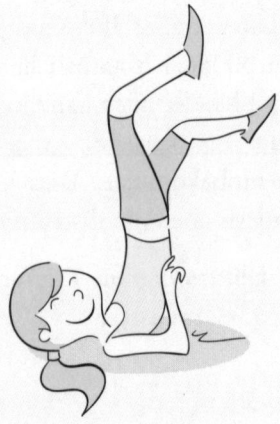

Hindernis-Lauf

Was Sie dafür brauchen: Alle Arten von »Hindernissen«, die Sie finden können, zum Beispiel Stühle, Bänke, Seile usw.

Beschreibung: Das Spiel schult neben der Beweglichkeit auch die Koordination. Vor allem Kleinkinder haben dabei viel Spaß.

Errichten Sie in der Wohnung oder draußen auf einer Wiese einen Hindernisparcours. Die Kinder müssen nun über Stühle klettern, auf einer Bank balancieren, über straff gezogene Seile klettern, durch Rohre kriechen, sich an einer Kletterstange entlanghangeln, von einem (aufgemalten) Kreis zum anderen springen, auf einem Bein auf ein Podest springen, über Baumstümpfe kraxeln. Ihrer Fantasie sind keine Grenzen gesetzt!

Schlangenkinder

Was Sie dafür brauchen: 4 x 4 Teppichfliesen in vier verschiedenen Farben. Spielsteine, ebenfalls in vier verschiedenen Farben, versteckt in einem Beutel.

Beschreibung: Sie verteilen die Teppichfliesen in geringem Abstand auf dem Boden. Das Kind, welches an der Reihe ist, soll versuchen, Arme und Beine auf vorgegebene Farben zu setzen. Dafür zieht ein Kind aus dem Beutel einen Spielstein, erst für das linke Bein, dann für das rechte, dann für den linken Arm und zuletzt für den rechten Arm. Beispiel: Der erste Spielstein, der gezogen wird, ist rot. Der Spieler (das Schlangenkind) muss nun sein linkes Bein auf eine rote Teppichfliese setzen. Der zweite Spielstein ist grün, also: rechtes Bein auf eine grüne Fliese usw. Wenn Arme und Beine in der richtigen Position sind, wird die Zeit gestoppt. Das Kind, das seine Stellung am längsten aufrechterhalten kann, hat am Ende gewonnen.

Clown-Rennen

Was Sie dafür brauchen: Zwei sehr große, alte Hosen (Shorts oder Trainingshosen) eines Erwachsenen. Markierungen für eine Laufstrecke.

Beschreibung: Bei diesem Spiel werden Koordination und Beweglichkeit trainiert. Die Kinder teilen sich auf in Mannschaft 1 und Mannschaft 2. In jeder Mannschaft schließen sich jeweils zwei Kinder zu einem Läufer-Team zusammen. Jeweils ein Zweier-Team muss nun eine (einzige!) Hose anziehen – das eine Kind mit seinem rechten Bein, das andere mit seinem linken Bein. Beim Startschuss läuft jeweils ein Zweier-Team los – eins aus Mannschaft 1, das andere aus Mannschaft 2. Am Ende der Runde müssen die Läufer so schnell wie möglich aus der Hose steigen, damit die nächsten Staffelläufer diese anziehen und loslaufen können. Die Mannschaft, die als erste das Ziel erreicht, hat gewonnen. Aber Achtung: Die Hose muss jeweils vollständig angezogen sein!

Schnelligkeit

Die Schnelligkeit steht in engem Zusammenhang mit der Kraft, der Wahrnehmung und der Koordination. Bereits im Grundschulalter entwickeln Kinder die Fähigkeit, sich schnell zu bewegen. Die besten Leistungen erzielen Mädchen zwischen dem 15. und 17. Lebensjahr, Jungen im Alter von 20 bis 22. Als Aussagewert für den Gesundheitszustand ist die Schnelligkeit im Vergleich zu den vier anderen Hauptbeanspruchungsformen der unwichtigste Parameter.

Dies bedeutet aber nicht, dass einem diese Fähigkeit völlig gleichgültig sein sollte. In bestimmten Sportarten ist sie sogar eine der Hauptvoraussetzungen zur Erlangung einer gewissen Meisterschaft, etwa beim Tischtennis, beim Start zu einem 100-Meter-Lauf oder auch als Torwart.

Allerdings hat es wenig Sinn, verbissen mit Ihrem Kind Schnelligkeit zu trainieren, damit aus ihm der jüngste Torhüter der Fußball-Nationalmannschaft wird. Denn Schnelligkeit ist zu einem großen Teil angeboren und kann durch entsprechende Übungen nur bis zu einem gewissen Grad verbessert werden. Hier gilt also der Sportler-Spruch: »Zum Sprinter wird man geboren, zum Ausdauersportler wird man gemacht.«

Sportarten, die Schnelligkeit trainieren: Tischtennis, Torhüter, Eishockey, Handball, Basketball, Fechten.

Spielideen

Schnelligkeitsübungen sind alle Fang- und Wettspiele.

Komm mit, lauf weg!
Beschreibung: Die Kinder sitzen im Kreis zusammen. Der Fänger läuft um den Kreis herum und tippt einem Kind auf den Rücken. Gibt es dabei den Befehl »komm mit«, muss das Kind hinter ihm

herlaufen. Gibt der Fänger den Befehl »lauf weg«, muss das Kind in Gegenrichtung um den Kreis laufen. Das Kind, das zuletzt die Kreislücke erreicht hat, wird neuer Fänger.

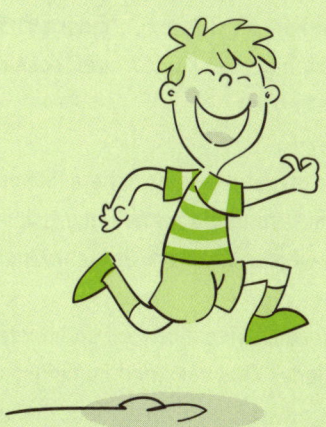

Obst und Gemüse

Beschreibung: Die Kinder teilen sich in zwei Gruppen auf: eine ist die Obst- die andere die Gemüse-Gruppe. Die zwei Mannschaften stellen sich nun im Abstand von etwa zwei Metern gegenüber auf. Ruft ein Schiedsrichter (Erwachsener) dann zum Beispiel »Obst!«, versucht die Obst-Gruppe die Gemüse-Gruppe zu fangen. Gemüse-Kinder, die gefangen werden, bevor sie eine vereinbarte Linie erreichen, müssen in die Obst-Gruppe wechseln.

Insel-Hüpfen

Was Sie dafür brauchen: Teppichfliesen, Kreide oder Klebestreifen, Musik.

Beschreibung: Zeichnen Sie zunächst mit Kreide verschieden große Kreise auf die Straße. Jeder Kreis stellt eine Rettungsinsel dar. Falls es regnet und Sie machen das Spiel in der Wohnung, nehmen Sie alte Teppichfliesen oder markieren Sie die Felder mit Klebstreifen. Die Rettungsinseln sollten unterschiedlich groß sein – auf manche passen mehrere Kinder, andere sind so klein, dass nur ein einziger Mitspieler dort Zuflucht finden kann. Die Kinder bewegen sich nun um die Inseln herum, zum Beispiel zu Seemanns- oder Piratenliedern. Sobald die Musik stoppt, muss sich jedes Kind auf eine Insel retten. Derjenige, der keine findet, scheidet aus.

Luftballon-Knallerei

Was Sie dafür brauchen: Luftballons, eine Schere, Schnur.

Beschreibung: Dieses Spiel schult die Schnelligkeit, aber auch Koordination und Ausdauer werden trainiert. Je mehr Kinder mitmachen, umso lustiger wird es.

Pusten Sie gemeinsam die Luftballons auf und binden Sie an jeden Ballon eine Schnur. Jedes Kind bekommt nun einen Luftballon ans Bein gebunden. Alle müssen nun versuchen, die Luftballons der anderen zu zertreten. Gewonnen hat das Kind, dessen Luftballon bis zum Ende heil geblieben ist.

Fitness-Test: Was sollten Kinder können?

Nicht jedes Kind ist gleich, und bei jedem verläuft die motorische Entwicklung ein bisschen anders. Deshalb: Ganz ruhig bleiben, wenn die Tochter Ihrer besten Freundin bereits im Alter von acht Monaten laufen kann, Ihr eineinhalb Jahre alter Sohn es aber gerade mal schafft, an der Hand der Eltern vier Schritte durchs Zimmer zu wackeln.

Bis zu einem gewissen Alter indes sollten Kinder über ein bestimmtes Bewegungsrepertoire verfügen. Es muss nicht gleich ein Drama sein, falls Ihr Kind die unten aufgeführten motorischen Fertigkeiten noch nicht beherrschen sollte; aber Auffälligkeiten geben erste Hinweise auf ein womöglich weniger gut entwickeltes Bewegungsvermögen.

Die Bundesarbeitsgemeinschaft für Haltungs- und Bewegungsförderung hat die wichtigsten Fähigkeiten, über die ein Kind im Vorschulalter verfügen sollte, zusammengestellt. Beobachten Sie Ihr Kind genau und testen Sie auf den folgenden Seiten, inwieweit es die Anforderungen erfüllt.

Säuglings- und Kleinkindalter

Beim Bewegungsrepertoire der Kleinsten unterscheiden Sportwissenschaftler motorische *Fähigkeiten* (motor abilities) und motorische

Fertigkeiten (motor skills). Erstere beschreiben die Lösung vieler verschiedener Bewegungsaufgaben, Letztere repräsentieren das Können eines Kindes in Bezug auf kompliziertere motorische Abläufe. Motorisches Lernen verläuft demnach in zwei Schritten:

1. Schritt: *Die Aneignung der Bewegung.* Ein Kind lernt, eine Bewegung sicher und korrekt auszuführen.

2. Schritt: *Die Optimierung der Bewegung.* Nach einer gewissen Phase des Trainings hat das Kind diese Bewegung so weit automatisiert, dass es sie variieren kann.

Beispiel Fahrrad fahren: Bis ein Kind es schafft, das Gleichgewicht zu halten und Hände und Füße zu koordinieren, sind viele Übungseinheiten mit Eltern nötig. Aber irgendwann können die Eltern loslassen und die Stützen abmontiert werden, und der Fahrradneuling düst alleine durch die Gegend (1. Schritt). Später entwickelt sich diese Fähigkeit weiter. Womöglich kann das Kind jetzt sogar freihändig fahren (auch, wenn das aus Sicherheitsgründen nicht unbedingt empfehlenswert ist) oder mit einem Mountainbike steile, zerklüftete Hügel talwärts sausen (2. Schritt).

Charakteristisch für das frühe Kindesalter ist die rasche Aneignung der motorischen Fertigkeiten. Dabei gelten zwei grundlegende Prinzipien:

- Die *cephalo-caudale* Entwicklung: vom Kopf hin zu den Füßen. Beispiel: Nach Gegenständen zu greifen lernt ein Kleinkind vor der Fähigkeit, sich fortzubewegen (untere Extremitäten).
- Die *proximo-distale* Entwicklung: von großen Muskelgruppen zu kleinen, peripheren. Beispiel: Ein Kleinkind kann zunächst mit der ganzen Hand nach Gegenständen greifen. Später beherrscht es etwa den Pinzettengriff mit einzelnen Fingern und kann dadurch auch feinere Gegenstände in die Hand nehmen und benutzen.

In den folgenden beiden Tabellen erfahren Sie, in welchem Alter Kinder durchschnittlich bestimmte motorische Fertigkeiten beherrschen. Bitte beachten Sie dabei: Durchschnittsangaben sind kein Gesetz! Kinder können davon abweichen, einen bereits erreichten Entwicklungsvorsprung wieder verlieren oder Entwicklungsrückstände ausgleichen. Die Altersangaben sind nur als grobe Zeitmarkierungen zu sehen.

Motorische Fertigkeiten von Säuglingen (1 bis 16 Monate)

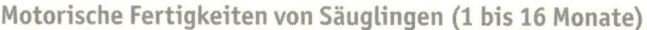

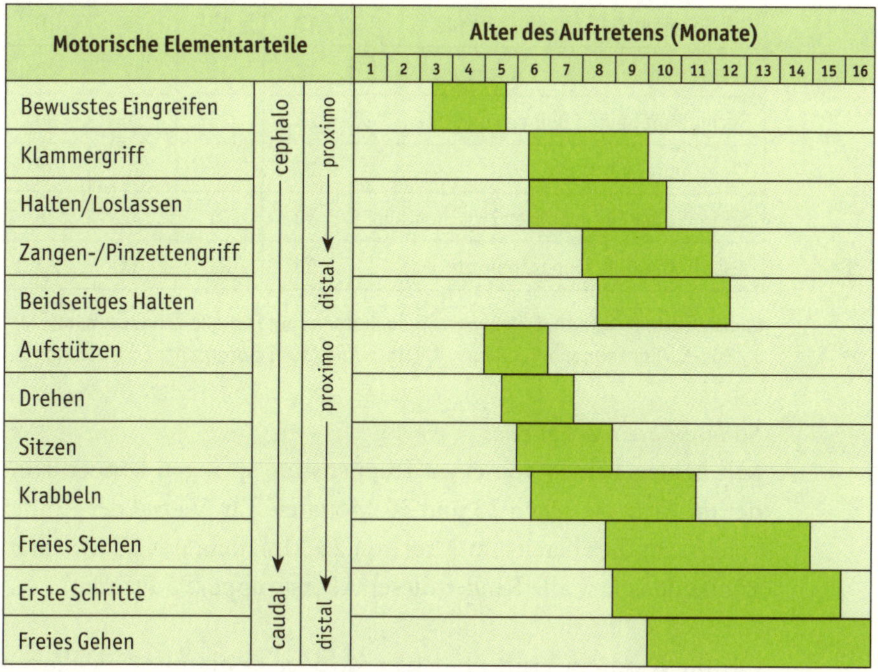

Motorische Elementarteile			Alter des Auftretens (Monate)															
			1	2	3	4	5	6	7	8	9	10	11	12	13	14	15	16
Bewusstes Eingreifen	cephalo	proximo																
Klammergriff																		
Halten/Loslassen																		
Zangen-/Pinzettengriff		distal																
Beidseitges Halten																		
Aufstützen		proximo																
Drehen																		
Sitzen																		
Krabbeln																		
Freies Stehen																		
Erste Schritte	caudal	distal																
Freies Gehen																		

Quelle: Roth, K./Roth, C.: »Entwicklung motorischer Fähigkeiten«. In: Baur, J./Bös, K./Conzelmann A./Singer, R. (Hg.): *Handbuch motorischer Entwicklung.*

So lesen Sie die Tabelle:
Bewusst nach etwas zu greifen lernt ein Neugeborenes bereits im Alter zwischen drei und fünf Monaten. Aufrecht stehen zu kön-

nen (»Freies Stehen«) beherrscht ein Kind etwa im Alter zwischen neun und 14 Monaten.

Motorische Fertigkeiten von Kleinkindern (12 bis 37 Monate)

Alltagsfertigkeiten	Alter des Auftretens (Monate)			
	25 %	50 %	75 %	95 %
Bückt sich und hebt Gegenstände auf	12	13	15	18
Nimmt Tasse, trinkt und stellt Tasse ab	12	13	15	18
Wirft kleinen Ball mit einer Hand	13	15	16	19
Steigt Treppenstufen im Nachstellschritt	15	16	17	20
Springt mit beiden Beinen von Stufe	23	25	26	30
Klebt Tupfer auf Kreise	27	27	29	32
Springt über 10 cm breiten Zwischenraum	30	31	32	36
Knöpft Kleidung eigensändig zu	30	32	34	37

Quelle: Roth, K. & Roth, C.: »Entwicklung motorischer Fähigkeiten«. In: Baur, J./Bös, K./Conzelmann A./Singer, R. (Hg.): *Handbuch motorischer Entwicklung.*

So lesen Sie die Tabelle:
Mit beiden Beinen von einer Treppenstufe springen können Kinder im Alter zwischen 23 und 30 Monaten. Ein Viertel der Kinder beherrscht dies bereits im Alter von 23 Monaten; mit 30 Monaten können das fast alle Kinder dieser Altersgruppe (95 Prozent).

Ob Ihr Kind ein Frühentwickler ist oder bestimmte Fähigkeiten erst später beherrscht, ist nicht entscheidend. Wichtig ist nur für Sie: Turnen, spielen, toben und tollen Sie mit Ihren Kindern so oft wie möglich. Denn dabei schulen Sie die motorischen Funktionsprozesse Ihres Kindes und gleichzeitig stärken Sie so die Bindung zwischen Ihnen beiden. Diese ist durch nichts zu ersetzen! Durch die Luft gewirbelte, vor Freude quietschende Kinder, strahlende

Augen beim Hin- und Herrollen und jauchzende Wasserratten sind doch genügend Argumente dafür, oder?

Was sollten Vier- bis Fünfjährige können?

Warum kann es sehr hilfreich sein, Einsicht in den Fitnesszustand Ihres Kindes zu gewinnen? – Nur, wenn Sie dessen Stärken, Vorlieben und Talente kennen, finden Sie das optimale Bewegungsprogramm für Ihr Kind. Nicht weniger wichtig ist es, Hinweise auf mögliche Schwächen und Defizite schon früh zu identifizieren. So können Sie rechtzeitig gegensteuern. Überprüfen Sie deshalb, welche der folgenden Fähigkeiten Ihr Kind beherrscht.

Gesamtkörperkoordination

Wir haben im vorigen Kapitel beschrieben, was Koordination bedeutet und warum sie so wichtig ist. Dabei geht es also hauptsächlich darum, Bewegungen exakt auszuführen, eine gute Orientierung zu besitzen und sich gewandt zu zeigen.

Vorschulkinder verfügen über eine gut ausgebildete Gesamtkörperkoordination, wenn sie:

- von einem Stuhl, Schemel oder Podest herabspringen und mit beiden Füßen landen können;
- auf einem Bein (links und rechts) hüpfen können;
- eine Treppe freihändig hinuntersteigen können, ohne sich dabei festzuhalten;
- auf beiden Beinen mehrfach hintereinander vorwärts hüpfen können;

- im Stand jeweils auf dem rechten und linken Bein etwa
  15 Sekunden sicher stehen können;
- auf einem Baumstumpf balancieren können.

Geschicklichkeit

Als Vier- bis Fünfjährige sollten Kinder es schaffen:

- auf einem Blatt Papier zwei Punkte mit einer Linie zu
  verbinden;
- einen Schlüssel im Schloss umzudrehen;
- selbstständig die Hände zu waschen und sie abzutrocknen;
- Knöpfe auf- und zuzuknöpfen;
- mit einer (Kinder-)Schere zu schneiden;
- mit Knete eine Kugel und eine Schlange zu formen;
- einen Purzelbaum zu schlagen.

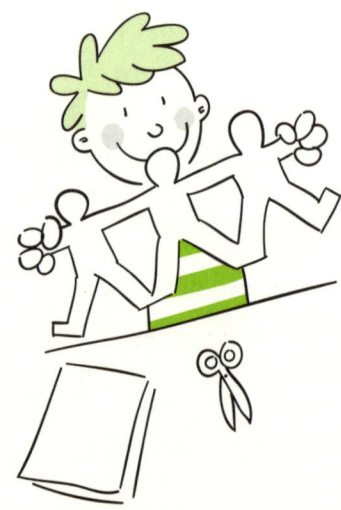

Kraft

Die Muskelkraft Ihres Kindes ist normal entwickelt, wenn es:

- sein eigenes Körpergewicht sicher halten kann, etwa beim Hängen, Springen, Ziehen;
- sich auf dem Boden liegend aus der Bauchlage heraus an einer Sprossenwand hochziehen kann;
- »Schubkarre« laufen kann: Die Eltern halten dabei die Füße des Kindes, das sich auf Händen vorwärts bewegt (Tipp: Eltern sollten dabei weit genug in die Knie gehen);
- am Reck auf dem Spielplatz einige Sekunden lang hängen kann;
- an einem Klettergerüst hochklettern kann;
- etwa so weit springen kann, wie es selbst groß ist (mit beiden Beinen abspringen).

Ergebnis

Alle oder fast alle Anforderungen erfüllt

Ihr Kind beherrscht die genannten Fähigkeiten schon längst und führt sie ganz locker und selbstverständlich aus? Herzlichen Glückwunsch! Sie haben offenbar alles richtig gemacht. Ihr Kind hatte die Chance, vielfältige Bewegungserfahrungen zu machen, und hat sich deshalb völlig normal entwickelt. Damit sind bereits die Weichen gelegt für geistige und körperliche Gesundheit im späteren Leben.

Unterstützen Sie Ihr Kind auch künftig in seinem Bewegungsdrang und ermöglichen Sie, dass es später eigene Talente und
sportliche Vorlieben entdecken kann. Sparen Sie nicht mit Lob,
wenn Ihr Sohn oder Ihre Tochter eine Bewegung oder Aktivität
zum ersten Mal alleine schafft. Positive Bestärkung ist eine wichtige und sehr effektive erzieherische Maßnahme. Ihr Kind darf
ruhig (und soll sogar!) stolz auf seine Leistung sein. Das stärkt
das Selbstbewusstsein und bildet die Grundlage für lebenslangen
Spaß am Sport. Und nicht vergessen: Genauso wichtig bleibt es,
dass Sie selbst körperlich aktiv und so Ihrem Kind ein Vorbild
sind.

Keine oder nur wenige der Anforderungen erfüllt

Es ist nicht gleich eine Katastrophe, falls Ihr Kind bei einigen der
genannten Bewegungsformen Schwierigkeiten hat. Schafft es aber
die meisten dieser Fertigkeiten nicht, könnte dies auf Defizite in
der Entwicklung hinweisen. Das betrifft nicht nur mangelnde
körperliche Erfahrungen, sondern auch ein mögliches Manko an
Wahrnehmungserfahrungen. Bitte beobachten Sie Ihr Kind, ob
es folgende Verhaltensweisen häufiger oder in bestimmten Situationen zeigt. Hinweise auf Entwicklungsdefizite wären es zum
Beispiel, wenn Ihr Kind:

- Abstände schlecht einschätzen kann und wenn es sich generell
  ungeschickt verhält (zum Beispiel, wenn es sich häufiger an
  Stühlen, Tischen und Türen stößt);
- häufiger kleinere Unfälle erleidet und sich oft verletzt;
- Balancieren auf Baumstämmen, Stegen, Latten vermeidet, wenn
  es nicht gerne Roller fährt oder einen Purzelbaum schlägt;
- sich insgesamt ängstlich und zurückhaltend bewegt und sich
  zum Beispiel nicht gerne auf dem Spielplatz aufhält;

- nicht gerne barfuß geht, Berührungen nicht mag, nicht gerne schmust;
- seine eigene Körperkraft schlecht einschätzen kann und anderen unbeabsichtigt wehtut oder Gegenstände zerstört;
- mangelnden Orientierungssinn zeigt, zum Beispiel, indem es sich häufig verläuft oder bestimmte Ziele, etwa auf dem Spielplatz, schwierig findet.

Ermitteln Sie, wie häufig und wie ausgeprägt Ihr Kind diese Verhaltensweisen zeigt. Sich einmal zu verlaufen oder sich an einem schlechten Tag an einer Tischkante zu stoßen ist völlig normal; aber sollten Ihrem Kind solche Missgeschicke häufig passieren, könnten dies erste Warnsignale für motorische Entwicklungsstörungen sein. Bitte nehmen Sie diese Signale ernst. Die früheste Kindheit bildet die Grundlage dafür, wie sich Ihr Kind entwickelt und welche Chancen es im späteren Leben haben wird. Befragen Sie weitere Bezugspersonen wie Tanten, Onkel, Kindergartenbetreuerinnen oder die Eltern befreundeter Gleichaltriger.

Falls auch andere die beobachteten Defizite bestätigen, sollten Sie etwas unternehmen. Ihr großer Vorteil ist, dass Ihr Kind noch sehr jung ist. Deshalb können Sie jetzt auch noch leicht gegensteuern. Kinder im Vorschulalter entdecken schnell den Spaß an der Bewegung, wenn Sie sie dazu ermutigen und auch selbst ein Vorbild abgeben.

Schenken Sie zum Beispiel Spiele, die zum Toben, Balancieren, Laufen animieren, wie etwa Frisbee, Springseil, Fuß- oder Volleyball, Stelzen, Inlineskates, Hula-Hoop-Reifen, Tischtennisschläger (Tischtennisplatten stehen heute in vielen Parks oder Freizeitanlagen kostenlos zur Verfügung), Roller oder Gutscheine für den Schwimmbad-,Kegelbahn- oder Klettergartenbesuch.

Vorsprung durch Bewegung: Was Eltern von Kleinkindern (bis fünf Jahre) wissen sollten

Ihr Kind ist jetzt in einem Alter, in dem Bewegung eine so große Rolle spielt wie wahrscheinlich in keiner anderen Lebensphase. Es lernt die Welt nicht mit dem Kopf kennen, sondern durch Greifen, Laufen, Hüpfen, Klettern, Schaukeln. Die Sinne und der Körper sind also das Vehikel, Neues zu erfahren. Diese Erlebnisse sind enorm wichtig, denn sie schulen die Wahrnehmung, stärken die Selbstständigkeit, fördern die Intelligenz – und sind zudem oft Ausdruck purer Lebensfreude. Tatsächlich haben Studien einen eindeutigen Zusammenhang zwischen der Bewegungsentwicklung eines Kindes, seiner Intelligenz und dem Grad seiner Selbstständigkeit belegt. Zudem sind Kinder motorisch geschickter, die ihren natürlichen Bewegungsdrang so richtig ausleben können. Und auch die Seele profitiert. Aktive Kinder sind kontaktfreudiger, lernfreudiger und können sich besser konzentrieren als ihre inaktiven Gleichaltrigen.

Apropos inaktiv: Was ist eigentlich das Gegenteil von laufen? – Genau: sitzen. Wenn Kinder unter Bewegungsmangel leiden, dann liegen oder sitzen sie meist. Nicht nur vor dem Computer oder Fernseher, auch die – wenn auch wichtige – Zeit fürs Malen, Essen oder Spielen schlägt ja als inaktive zu Buche. Sitzen an sich ist aber nicht gesund. Viel lieber laufen Kinder herum, räkeln sich am Boden, hüpfen sie auf Kissen. Deshalb: Raus mit den Stühlen! Zumindest aus dem Kinderzimmer.

Tipp
Auch, wenn es manchmal schwerfällt: Stoppen Sie Ihre Kinder nicht vorschnell in ihrem Bewegungsdrang. Dadurch schränken Sie wichtige Bewegungserfahrungen ein. Sätze, die Sie sich künftig verkneifen sollten:

- »Hör auf, hier dauernd herumzuhüpfen.«
- »Kannst du nicht mal still sitzen?«
- »Kippel nicht ständig mit dem Stuhl.«
- »Bloß nicht über den Balken balancieren, das ist viel zu gefährlich!«
- »Das schaffst du noch nicht.«

Was sollten Sechs- bis Elfjährige können?

Bei den folgenden Testaufgaben geht es nicht darum, Ihr Kind für die Auswahl des deutschen Olympia-Kaders zu qualifizieren. Die Übungen sollen spielerisch absolviert werden, der Spaß an der Sache steht im Vordergrund!

Alle fünf Testaufgaben sind von Sportwissenschaftlern der Universität Karlsruhe entwickelt und für sechs- bis elfjährige Jungen wie Mädchen gleichermaßen geeignet. Die Tests haben sich im Bereich des Schul- und Vereinssports umfassend bewährt, sind aber auch leicht mit wenigen Hilfsmitteln zu Hause, im Garten oder in einem Park durchführbar.

Bestimmt macht es Ihnen und Ihrem Kind viel Spaß, wenn Sie den Fitness-Test alle sechs bis zwölf Monate wiederholen. Halten Sie jedes Mal die Ergebnisse in einer Tabelle oder, noch besser, in einem eigens dafür angelegten Buch fest. Fortschritte motivieren Sie – und erst recht Ihr Kind!

Vielleicht laden Sie einmal ein paar Schulfreunde oder Kinder aus der Nachbarschaft zur »Großen Sommerolympiade« ein und verteilen am Ende feierlich Urkunden mit Stempel und Unterschriften des »Olympischen Komitees«?

Selbstverständlich dürfen Sie ruhig mitmachen bei den Tests. Schließlich ist es nicht gesagt, dass Sie automatisch einen besseren

Gleichgewichtssinn haben. Womöglich hat Ihr Kind ja auch Spaß daran, in dem Sport-Büchlein zu notieren, dass Sie bei einer Rumpfbeuge gerade mal mit den Fingerspitzen Ihr Schienbein erreichen. Andererseits kann es motivierend auf die kleinen Probanden wirken, zu sehen, wozu Papa oder Mama körperlich imstande sind.

Falls Kinder verschiedenen Alters den Fitnesstest absolvieren, sollten Sie vorher unbedingt klarmachen, dass unterschiedliche Ergebnisse völlig normal sind. Ein sechsjähriger Junge verfügt schließlich nicht über die gleichen Fertigkeiten wie ein zehnjähriges Mädchen.

Was erreichen Sie mit einem solchen Test? Am wichtigsten ist, dass er Ihnen hilft, Stärken und Schwächen Ihres Kindes zu erkennen. Beim ersten Mal können Sie zum Beispiel den Entwicklungsstand Ihres Kindes mit dem Gleichaltriger vergleichen. Wiederholen Sie den Test im Abstand von einigen Monaten, hilft Ihnen das, den Entwicklungsverlauf Ihres Kindes zu verfolgen.

Wir haben fünf etablierte Übungen ausgesucht, die die motorischen Bausteine Ihres Kindes messen. Dadurch erhalten Sie nicht nur ein Ergebnis nach dem Motto »Ihr Kind ist fit«; Sie gewinnen vielmehr einen differenzierten Einblick in die motorische Leistungsfähigkeit Ihres Kindes in den verschiedenen Bereichen. Sie bekommen ein Gefühl dafür, was Ihr Kind leisten kann und wo es sich möglicherweise noch verbessern kann.

In welchen Bereichen die Stärken und Schwächen Ihres Kindes liegen, können Sie im Anschluss an jede Übung anhand von Tabellen ermitteln. Zur Verfügung stehen drei Kategorien, symbolisiert durch Smileys. Lesen Sie einfach das jeweilige Testergebnis unter dem von Ihnen ermittelten Smiley. Am Ende können Sie aus allen Testergebnissen ein Gesamtprofil erstellen. Näheres dazu finden Sie im Anschluss an die einzelnen Tests.

Dieses Wissen um Stärken und Schwächen ist eine wichtige Orientierungshilfe bei der Wahl des perfekten Sport- und Bewegungsprogramms. Schließlich sollen Sie Ihr Kind ja auch nicht überfordern. Denn die oberste Grundregel beim Sporttreiben, und die gilt für Kinder wie für Erwachsene, lautet: Nur was Spaß macht und Erfolgserlebnisse verschafft, ist von Dauer.

Bevor Sie mit dem Test starten, sollten Sie als Einstieg den aktuellen Stand der Bewegungsaktivität und die Körperkonstitution Ihres Kindes erfassen. Wie aktiv Ihr Kind tatsächlich ist, können Sie anhand des Bewegungstests auf Seite 84 analysieren.

Um sich ein genaueres Bild von der Konstitution Ihres Kindes zu machen, ermitteln Sie den Body-Mass-Index (BMI). Anhand dieses Wertes können Sie herausfinden, ob Ihr Kind normal-, unter- oder übergewichtig ist. Wie dies genau geht, finden Sie auf den Seiten 59 bis 63.

Fitness-Test: Die fünf Bausteine der Motorik

Im Folgenden werden fünf Testaufgaben Aufschluss über die motorischen Fähigkeiten Kraft, Koordination, Schnelligkeit, Ausdauer und Beweglichkeit geben. Sie können diese Tests gemeinsam mit Ihrem Kind durchführen oder mit der ganzen Familie.

Ihr Kind erhält nach den Übungen – je nach seiner erzielten Leistung – jeweils einen lachenden, einen traurigen oder einen neutralen Smiley. Was sie bedeuten, erfahren Sie hier:

☺ **Bravissimo!** Ihr Kind rangiert unter den besten 20 Prozent der Kinder gleichen Alters und Geschlechts. Dies ist ein sehr gutes Ergebnis! Fördern Sie Ihr Kind auch weiterhin nach besten Kräften. Sie sind auf dem richtigen Weg!

☺ **Ihr Kind hat ein durchschnittliches Ergebnis erzielt.** Fördern Sie es bei seiner sportlichen Anstrengung und unterstützen Sie es durch gutes Zureden. Geben Sie ein positives Vorbild ab und achten Sie vor allem darauf, dass Ihr Kind Spaß an Sport und Bewegung hat.

☹ **Ihr Kind hat ein unterdurchschnittliches Testergebnis,** verglichen mit anderen Kindern gleichen Alters und Geschlechts, erzielt. Sie sollten Ihren Sohn oder Ihre Tochter dringend bei sportlicher Aktivität unterstützen. Vielleicht hat Ihr Kind einfach keine Lust, regelmäßig Sport zu treiben? Womöglich entdeckt es ja den Spaß an der Bewegung, wenn Sie selbst mit gutem Beispiel vorangehen und sich beispielsweise regelmäßig zum Joggen oder Walking verabreden. Sollten Sie feststellen, dass sich in näherer Zukunft die Fähigkeiten Ihres Kindes nicht verbessern, sollten Sie einmal mit dem Sportlehrer oder einem Bewegungsfachmann sprechen.

1. Kraft: Standweitsprung

Darum geht's: Die Aufgabe lautet, aus dem Stand mit geschlossenen Füßen so weit wie möglich nach vorne zu springen. Getestet wird dabei die Schnellkraft der Beinmuskulatur.

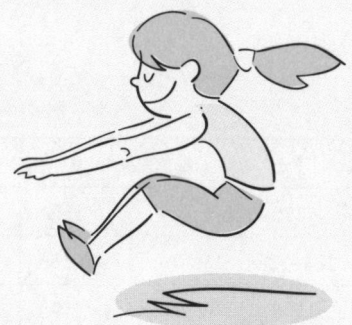

Was Sie dazu brauchen: Klebeband oder Kreide, Gegenstand zum Markieren, Maßband.

Vorbereitung: Markieren Sie mit einem Klebeband oder mit einer Kreide eine Linie auf dem Boden. Hinter dieser Linie sollte noch mindestens ein Meter, vor der Linie noch etwa drei Meter Platz sein.

Auf die Plätze, fertig, los: Ihr Kind stellt sich mit geschlossenen und leicht gebeugten Beinen hinter dieser Linie auf. Die Aufgabe Ihres Sohnes oder Ihrer Tochter ist es nun, mit beiden Beinen abzuspringen und so weit wie möglich nach vorne zu hüpfen. Es ist erlaubt, dabei mit beiden Armen Schwung zu holen. Ihr Kind sollte beidbeinig landen und möglichst auch stehen bleiben. Abstützen mit den Händen sollte, wenn möglich, vermieden werden.

Am besten halten Sie einen dünnen, flachen Gegenstand bereit (etwa ein Buch oder ein Lineal), mit dem Sie nach der Landung sofort die gesprungene Weite markieren können.

Messen Sie die Distanz von der gezeichneten Absprunglinie bis zur Ferse des hinteren Fußes Ihres Kindes. Zwei Versuche sind erlaubt, und der weitere Sprung wird gewertet. Ungültig sind Sprünge, bei denen Ihr Kind einbeinig abspringt oder bei der Landung nach hinten fällt. Nach vorne fallen ist erlaubt.

Wichtig: Motivieren Sie Ihr Kind beim zweiten Versuch, jetzt noch mal alles zu geben. Notieren Sie sich dann den gemessenen Wert (in Zentimetern).

Auswertung

	Alter	6	7	8	9	10	11
♂ Jungen	☺	> 124	> 135	> 145	> 155	> 165	> 171
	☻	96–124	104–135	112–145	120-155	127–165	139–171
	☹	≤ 95	≤ 103	≤ 111	≤ 119	≤ 126	≤ 138
♀ Mädchen	☺	> 118	> 128	> 136	> 146	> 154	> 164
	☻	91–118	98–128	107–136	112–146	120–154	127– 164
	☹	≤ 90	≤ 97	≤ 106	≤ 111	≤ 119	≤ 126

Erläuterung: Die Werte in dieser und den folgenden Tabellen sind Daten, die aus Tests mit vielen Kindern aller Altersstufen stammen. Diese Daten erhalten innerhalb einer Altersstufe und eines Geschlechts Prozentränge – je nachdem, ob ein überdurchschnittliches, ein durchschnittliches oder ein unterdurchschnittliches Ergebnis erzielt wurde. Anschließend werden die Prozentränge in drei Leistungsklassen eingeteilt: (lachender Smiley) überdurchschnittlich, (neutraler Smiley) durchschnittlich, (trauriger Smiley) unterdurchschnittlich.

Erreicht ein Kind beispielsweise Prozentrang 80, bedeutet dies, dass nur 20 Prozent der Kinder bessere Leistungen erzielt haben. Der Durchschnittswert in den Tabellen liegt zwischen den Prozenträngen von 20 und 80, unterdurchschnittliche Ergebnisse liegen bei Prozentrang 20 und darunter. Überdurchschnittliche Ergebnisse liegen bei Prozentrang 80 und darüber.

2. Koordination: Seitliches Hin- und Herspringen

Darum geht's: Bei diesem Test besteht das Ziel darin, innerhalb von 15 Sekunden mit beiden Beinen gleichzeitig so oft wie möglich über eine Linie hin- und herzuspringen. Getestet werden dabei die Koordination unter Zeitdruck und die Geschicklichkeit.

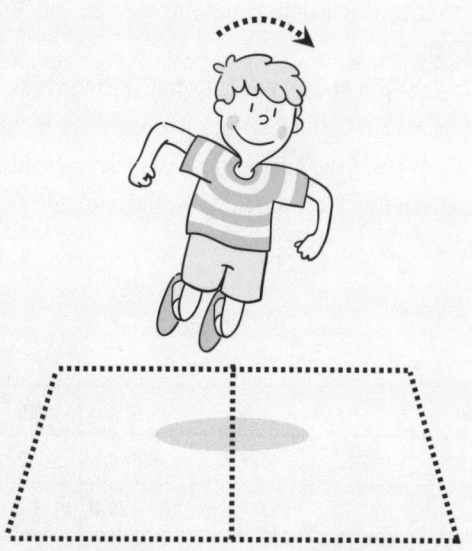

Was Sie dazu brauchen: Farbiger Klebestreifen (circa 2 Zentimeter breit), Uhr mit Sekundenzeiger.

Vorbereitung: Kleben Sie einen etwa 40 Zentimeter langen Klebestreifen auf den Fußboden. Links und rechts dieses Streifens sollten mindestens eineinhalb Meter Platz sein.

Auf die Plätze, fertig, los: Ihr Kind stellt sich seitlich und mit geschlossenen Beinen neben die Linie. Wie bei der Skigymnastik soll es nun mit beiden Beinen gleichzeitig abspringen und innerhalb von 15 Sekunden so schnell wie möglich seitlich über die Linie hin- und herspringen. Die Linie darf dabei nicht berührt werden. Jeder gelungene Sprung zählt als ein Punkt.

Falls Ihr Kind versehentlich auf die Linie springt, soll es den Test nicht unterbrechen, sondern einfach weiterhüpfen wie bisher. Allerdings fließen diese »Fehlsprünge« nicht mit ins Endergebnis ein. Auch Doppelhüpfer auf einer Seite oder Sprünge, die nicht beidbeinig oder seitlich ausgeführt werden, gelten als Fehler.

Zu Beginn darf Ihr Kind fünf Probesprünge machen, dann wird gezählt. Der gesamte Test sollte zweimal durchgeführt werden, mit einer einminütigen Pause dazwischen.

Zählen Sie am Ende die Anzahl der gültigen Sprünge zusammen: in eine Richtung hin zählt als ein Sprung, zurück in die andere Richtung als zweiter, wieder hin als dritter usw. Addieren Sie die Summe beider Durchgänge und teilen Sie danach den Wert durch zwei. Notieren Sie sich das errechnete Endergebnis.

Auswertung

	Alter	6	7	8	9	10	11
♂ Jungen	☺	> 18,5	> 21,5	> 25,0	> 29,0	> 32,0	> 35,5
	☺	11,0–18,5	14,0–21,5	16,0–25,0	18,5–29,0	21,5–32,0	25,5–35,5
	☹	< 11,0	< 14,0	< 16,0	< 18,5	< 21,5	< 25,5
♀ Mädchen	☺	> 19,0	> 22,0	> 26,0	> 30,0	> 32,5	> 36,0
	☺	12,0–19,0	15,0–22,2	17,0–26,0	19,5–30,0	23,0–32,5	27,0–36,0
	☹	< 12,0	< 15,0	< 17,0	< 19,5	< 23,0	< 27,0

3. Beweglichkeit: Rumpfbeuge

Darum geht's: Bei diesem Test steht die Dehnfähigkeit Ihres Kindes auf dem Prüfstand. Auf einem Stuhl oder einer Treppenstufe soll es sich mit durchgestreckten Knien so weit wie möglich nach vorne beugen. Getestet werden hier die Rumpfbeweglichkeit und die Dehnfähigkeit der hinteren Oberschenkelmuskulatur.

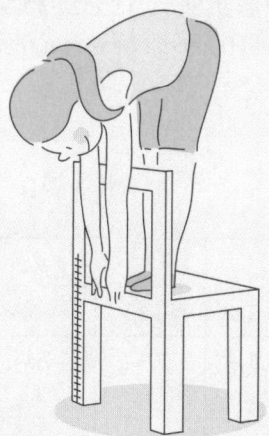

Was Sie dazu brauchen: Erhöhung (zum Beispiel Stuhl, Podest, Treppenstufe, oder Kasten) mit guter Standfestigkeit, Stift, Zollstock.

Auf die Plätze, fertig, los: Ihr Kind stellt sich barfuß so auf die Erhöhung, dass die Zehenspitzen genau mit der vorderen Kante abschließen. Sehr wichtig ist, dass Ihr Kind die Knie komplett durchstreckt, während es sich so weit wie möglich nach unten beugt. Natürlich soll die Dehnung nicht wehtun, aber Ihr Kind sollte sich schon dabei bemühen. Die Beugung muss zwei Sekunden lang gehalten werden. Jetzt markieren Sie den erreichten Wert. Das geht so: Die Zehenspitzen markieren bei diesem Test den Nullpunkt. Wenn Ihr Kind also mit den Fingerspitzen genau bis zu den Zehenspitzen gelangt, notieren Sie den Wert 0.

Sie messen nun jeweils den Abstand zwischen Zehen- und Fingerspitzen – entweder mit einem Plus- oder mit einem Minuszeichen versehen. Beispiel: Kommt Ihr Kind weiter als bis zu den Zehenspitzen, messen Sie mit dem Zollstock von den Zehenspitzen an bis zum untersten Ende der Fingerspitzen. Notieren Sie sich diesen Wert (in Zentimetern) und schreiben Sie ein + daneben.

Gelangt Ihr Kind nicht bis zu den Zehenspitzen, messen Sie von den Zehenspitzen nach oben bis zum unteren Ende der Fingerspitzen. Diesen Wert (in Zentimetern) notieren Sie sich und schreiben ein – daneben.

Für diesen Test sind zwei Durchgänge vorgesehen und der bessere Wert zählt.

Auswertung

	Alter	6	7	8	9	10	11
♂ Jungen	☺	> + 3,0	> + 3,0	> + 3,5	> + 3,5	> + 4,0	> + 4,0
	☺	– 7,0– + 3,0	–7,0– + 3,0	-7,5– + 3,5	– 7,5– + 3,5	– 8,0– + 4,0	– 8,0– + 4,0
	☹	< – 7,0	< – 7,0	< – 7,5	< – 7,0	< – 8,0	< – 8,5
♀ Mädchen	☺	> + 7,0	> + 7,0	> + 7,0	> + 7,5	> + 8,0	> + 8,0
	☺	–3,0– + 7,0	–3,5– + 7,0	–3,5– + 7,0	–4,0– + 7,5	–4,0– + 8,0	–4,0– + 8,0
	☹	< – 3,0	< – 3,5	< – 3,5	< – 4,0	< – 4,0	< – 4,0

4. Schnelligkeit: 20-Meter-Sprint

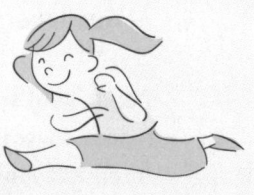

Darum geht's: Dieser Test gibt Aufschluss über die Schnelligkeit – insbesondere die Aktionsschnelligkeit – Ihres Kindes.

Was Sie dazu brauchen: Stift, Markierungen für Start- und Ziellinie (zum Beispiel Klebeband oder Kreide), Stoppuhr.

Vorbereitung: Messen Sie eine 20 Meter lange gerade Strecke ab und markieren Sie eine Start- und eine Ziellinie mit Kreide oder einem Klebeband. Hinter der Ziellinie sollte ausreichend Platz zum Auslaufen sein.

Auf die Plätze, fertig, los: Ihr Kind soll eine Strecke von 20 Metern in möglichst kurzer Zeit zurücklegen. Zu Beginn der Testaufgabe steht es mit beiden Beinen aufrecht hinter der Startlinie. Sie geben Ihrem Kind ein akustisches Startsignal. Auf der Höhe der Ziellinie stoppen Sie die Zeit. Am besten ist es, Sie bitten eine weitere Person um Hilfe, damit Startsignal und Zeitnehmung separat durchgeführt werden können. Die Aufgabe wird zweimal absolviert. Der beste Wert (in Sekunden) wird notiert. Achten Sie darauf, dass Ihr Kind nicht schon vor der Ziellinie beginnt, die Geschwindigkeit abzubremsen. Und besonders wichtig: Motivieren Sie Ihr Kind, indem Sie es kräftig anfeuern!

Auswertung

	Alter	6	7	8	9	10	11
♂ Jungen	☺	< 4,35	< 4,25	< 4,15	< 4,11	< 4,01	< 3,91
	😐	5,12–4,35	5,00–4,25	4,88–4,15	4,68–4,11	4,56–4,01	4,44–3,91
	☹	≥ 5,13	≥ 5,01	≥ 4,89	≥ 4,69	≥ 4,57	≥ 4,45
♀ Mädchen	☺	< 4,58	< 4,43	< 4,28	< 4,21	< 4,06	< 3,91
	😐	5,40–4,58	5,22–4,43	5,05–4,28	4,80–4,21	4,63–4,06	4,46–3,91
	☹	≥ 5,41	≥ 5,23	≥ 5,06	≥ 4,81	≥ 4,64	≥ 4,47

5. Ausdauer: Sechs-Minuten-Lauf

Darum geht's: Diese letzte Testaufgabe misst die aerobe Ausdauer Ihres Kindes. Diese ist vor allem bei längeren Ausdauerbelastungen mit geringer Intensität von Bedeutung.

Was Sie dazu brauchen: Die Laufbahn führt um die Begrenzungslinien eines Volleyballfeldes. Da Sie ein solches sicher nicht zu Hause haben, können Sie auch mit Hütchen oder Ähnlichem ein Feld von 9 x 18 Metern begrenzen. Somit hat eine Laufrunde eine Länge von 54 Metern.

Auf die Plätze, fertig, los: Ihr Kind soll in sechs Minuten so oft wie möglich um das abgesteckte Feld herumlaufen. Es ist sowohl Laufen als auch Gehen erlaubt. Während des Laufes geben Sie in Minutenabständen die noch verbleibende Zeit an und notieren beendete Runden in einer Strichliste. Die letzten zehn Sekunden zählen Sie laut rückwärts bis null herunter.
Nach Ablauf der Testzeit von sechs Minuten soll Ihr Kind an Ort und Stelle stehen bleiben. Sie können nun die vollen Runden zusammenzählen und die Restmeter notieren. Die Wegstrecke wird folgendermaßen berechnet: Multiplizieren Sie die Anzahl der Runden mit 54 Metern und addieren Sie die Restmeter hinzu. Beispiel:
20 volle Runden = 20 x 54 Meter = 1 080 Meter. *Oder:*
20 volle Runden + 10 Restmeter = 20 x 54 Meter + 10 Restmeter = 1 090 Meter.

Auswertung

	Alter	6	7	8	9	10	11
♂ Jungen	☺	> 958	>1007	>1056	>1106	>1156	>1205
	☺	761–958	800–1007	839–1056	877–1106	917–1156	957–1205
	☹	≤ 760	≤ 799	≤ 838	≤ 876	≤ 916	≤ 956
♀ Mädchen	☺	> 880	> 923	> 965	>1007	>1049	>1092
	☺	701–880	734–923	768–965	802–1007	836–1049	869–1092
	☹	≤ 700	≤ 733	≤ 767	≤ 801	≤ 835	≤ 868

Profilauswertung des Tests

Die Auswertung der Testergebnisse erfolgt in zwei Schritten:

1. Ermitteln Sie für jeden der fünf Fitness-Tests in den dazugehörigen Tabellen das Ergebnis. Je nachdem, ob Ihr Kind überdurchschnittlich, durchschnittlich oder unterdurchschnittlich abgeschnitten hat, vergeben Sie den dazugehörigen Smiley und tragen ihn in den Ergebniskasten ein.
Jetzt können Sie das Testprofil Ihres Kindes zeichnen. Das geht so: Verbinden Sie den Smiley der ersten Spalte mit dem der zweiten, diesen mit dem dritten etc. So erhalten Sie eine Art Fieberkurve, anhand der Sie erkennen, ob Ihr Kind überwiegend gute, durchschnittliche oder unterdurchschnittliche Testergebnisse erzielt hat.
2. Ermitteln Sie nun den Gesamtwert. Addieren Sie dazu die erreichten Punkte. Für jeden lachenden Smiley gibt es drei Punkte, für jeden neutralen zwei und für jeden traurigen einen Punkt. Es können insgesamt wenigstens 5 und höchstens 15 Punkte erreicht werden. Ein Beispiel, wie ein Testergebnis aussehen könnte, finden Sie auf Seite 149.

Ergebniskasten zur Erstellung des Testprofils

Bewertung	1. Kraft Weitsprung	2. Koordi- nation Seitliches Hin- und Herspringen	3. Beweg- lichkeit Rumpfbeuge	4. Schnellig- keit 20 m Sprint	5. Ausdauer 6 min Lauf	Summe erreichte Punktzahl
☺ überdurch- schnittlich (3 Punkte)						
☺ durch- schnittlich (2 Punkte)						
☹ unter- durch- schnittlich (1 Punkt)						
Gesamt- punktzahl						

Die Auswertung der Ergebnisse setzt sich aus dem Testprofil und der erreichten Punktzahl zusammen.

Auswertung des Testergebnisses

Ihr Kind hat ein oder mehrere ☺ und ein oder mehrere ☺ erzielt.

14–15 Punkte:
Ihr Kind hat ein tolles Testergebnis. Unterstützen Sie Ihr Kind weiter beim sportlichen Training. Welche Sportart macht Ihrem Kind am meisten Spaß? Sie sollten das Talent Ihres Kindes unbedingt fördern.

11–13 Punkte:
Ihr Kind hat eine gute Leistungsfähigkeit. Unterstützen Sie es weiter beim sportlichen Training und helfen Sie ihm, die richtige Sportart zu finden.

Ihr Kind hat fünf ☺ und damit 10 Punkte erzielt

Sie können mit der Leistungsfähigkeit Ihres Kindes zufrieden sein. Unterstützen Sie Ihr Kind beim sportlichen Training und verstärken Sie Erfolge. Vielleicht hat Ihr Kind Spaß daran, sich weiter zu verbessern. Helfen Sie ihm dabei. Fragen Sie Ihr Kind öfter nach besonderen Neigungen und ermöglichen Sie ihm, diesen Neigungen nachzugehen.

Ihr Kind hat ein oder mehrere ☺ und ein oder mehrere ☹ erzielt.

8–9 Punkte:
Ihr Kind hat einige Schwächen bei der körperlichen Leistungsfähigkeit. Motivieren Sie Ihr Kind zum Sporttreiben und helfen Sie ihm, diese Schwächen auszugleichen. Finden Sie heraus, welcher Sport Ihrem Kind Spaß macht. Das Leistungsprofil Ihres Kindes weist Stärken und Schwächen auf. Am wichtigsten ist es, zunächst die Schwächen auszugleichen, bevor Sie die Stärken weiter fördern. Sprechen Sie mit Ihrem Kind über die Tests, bei denen es schlechte Ergebnisse erzielt hat, und wiederholen Sie diese gegebenenfalls in bestimmten Abständen. Wenn Ihr Kind in einzelnen Bereichen dauerhaft schlechte Ergebnisse erzielt, sollten Sie darüber mit einem

Bewegungsexperten (Sportlehrer, Übungsleiter) sprechen. Vergessen Sie aber nicht, Ihr Kind wegen seiner Stärken zu loben, und unterstützen Sie es beim Training, so oft es nur geht.

5–7 Punkte:
Ihr Kind weist deutliche Schwächen in der körperlichen Leistungsfähigkeit auf. Sie sollten dringend etwas dagegen unternehmen. Vielleicht hat Ihr Kind keinen Spaß am Sporttreiben? Seien Sie ein Bewegungsvorbild und helfen Sie Ihrem Kind, den richtigen Sport zu finden. Eventuell könnten Sie sich auch von einem erfahrenen Sportlehrer oder Übungsleiter beraten lassen.

Ihr Kind hat Smileys aus allen drei Leistungskategorien (☺, ☺ und ☹).

Das Testprofil weist sowohl Stärken als auch Schwächen auf.

11 und mehr Punkte:
Bei Ihrem Kind überwiegen die Stärken, und die Leistungsfähigkeit ist insgesamt über dem Durchschnitt. Ihr Kind hat aber auch Schwächen. Helfen Sie Ihrem Kind zunächst, seine Leistungsschwächen auszugleichen. Vielleicht hat es zu manchen Übungen einfach weniger Lust. Erklären Sie Ihrem Kind, dass ein guter Sportler in allen Bereichen fit sein sollte.

10 Punkte:
Ihr Kind weist sowohl Stärken als auch Schwächen auf. Die Leistungsfähigkeit aber ist insgesamt durchschnittlich. Damit können Sie und Ihr Kind zufrieden sein. Helfen Sie Ihrem Kind zunächst, seine Leistungsschwächen auszugleichen.

9 und weniger Punkte:
Ihr Kind hat zwar auch Stärken in der Leistungsfähigkeit, es überwiegen aber die Schwächen. Sie sollten unbedingt Ihrem Kind helfen, diese Schwächen auszugleichen. Motivieren Sie es, auch die Übungen zu trainieren, die ihm vielleicht weniger Spaß machen.

Beispiel: Der achtjährige Lukas hat bei den fünf Testaufgaben folgende Bewertungen erreicht

Punktezahl	Kraft	Koordination	Beweglich-keit	Schnelligkeit	Ausdauer	Gesamt
	Weitsprung	*Hin und Her*	*Rumpfbeuge*	*20 m Sprint*	*6 min Lauf*	
3					☺	3
2	☺	☺		☺		6
1			☹			1
Gesamt						10

10 Punkte:
Lukas weist sowohl Stärken als auch Schwächen auf. Die Leistungsfähigkeit ist insgesamt durchschnittlich. Damit kann Lukas zufrieden sein.

Als Eltern sollten Sie Lukas zunächst helfen, seine Leistungsschwächen in der Beweglichkeit auszugleichen. Regelmäßige Dehnübungen führen hier zu einem schnellen Erfolg.

Lukas ist gut in der Ausdauer. Loben Sie ihn dafür.

In den anderen drei Tests hat Lukas durchschnittliche Resultate erzielt. Eltern und Übungsleiter sollten Lukas ermuntern, vielleicht etwas mehr Sport zu treiben und sich dabei anzustrengen. Dann kann Lukas beim nächsten Test leicht überdurchschnittliche Resultate erzielen.

Motivation ist alles: Wie Sie die Lust an der Bewegung wecken

Rennen, schwitzen, außer Atem kommen, sich mit anderen messen – all das ist eigentlich ein selbstverständliches Bedürfnis von Kindern von Beginn ihres Lebens an. Alles, was Sie tun müssen, ist, dieses Bedürfnis zu unterstützen und zu fördern. Und zwar so früh wie möglich. Denn, auch wenn es bitter klingt, Ihr Einfluss wird schwinden! Ist Ihr Sprössling erst einmal 13, 14 oder 15 Jahre alt, können Sie an seinem Verhalten und seinen Vorlieben ungefähr so viel verändern wie am Wechsel der Gezeiten. Freunde und Schulkameraden, also die sogenannte Peergroup, fungieren stattdessen als Vorbilder. Wecken Sie also bei Ihrem Nachwuchs so früh wie möglich die Lust an der Bewegung – solange Sie dazu noch in der Lage sind. Aber nicht mit erhobenem Zeigefinger, sondern spielerisch und mit Freude an der Sache.

Sie werden sehen, es ist gar nicht so schwer, Kinder zu Bewegung zu motivieren. Kleine Tricks sind erlaubt! Zum Beispiel in Form eines persönlichen Bewegungstagebuchs, wie es auch Leistungssportler machen.

Sie notieren darin aber natürlich nicht ausgeklügelte Trainingspläne, Ergebnisse von Leistungsdiagnostiken oder Herzfrequenzvariablen. Gemeinsam mit Ihren Kindern erstellen Sie eine Tabelle und notieren eine Woche lang deren Aktivitäten, etwa als abendliches Ritual vor dem Zubettgehen.

Alles, was auch nur im Entferntesten mit Bewegung zu tun hat, kann aufgeführt werden, das hebt die Motivation: der Schulsport natürlich, die Fahrt mit dem Fahrrad zur Schule, das Training im Volleyballverein. Aber auch Seilhüpfen auf der Straße, Rutschen, Klettern oder Schaukeln auf dem Spielplatz und das tägliche Gassigehen mit dem Hund, Laub harken oder der Gang zum Müllcontainer. Besonders schweißtreibende Aktivitäten kennzeichnen Sie durch ein Fähnchen, einen Smiley oder einen Fußball.

Sie können sich auch am Anfang der Woche Ziele setzen. Erreichen die Kinder diese Ziele, winkt eine Belohnung. Das sollte natürlich nicht das neueste Computerspiel sein, sondern der gemeinsame Schwimmbadbesuch oder ein Ausflug in den Tierpark. Meist entwickeln Kinder dabei einen enormen Ehrgeiz, die selbst gesteckten Ziele zu schaffen oder sogar noch zu übertreffen.

Sollten Sie feststellen, dass Ihr Kind sich etwas zu wenig bewegt, kann ein Vertrag hilfreich sein, den Ihr Sohn oder Ihre Tochter mit sich selbst abschließt. Dieses Schriftstück könnte zum Beispiel wie auf der nächsten Seite aussehen. Versehen mit Datum, Unterschrift und einem selbst gemalten Siegel wird Ihr Kind bestimmt alles daransetzen, diesen Vertrag einzuhalten.

Tipp

Ein simples, aber äußerst effektives Hilfsmittel, zu mehr Bewegung zu motivieren, ist ein Schrittzähler. Das radiergummigroße Gerät ist für wenige Euro im Sportfachhandel erhältlich, in Apotheken gibt es die Zähler oft auch umsonst. Das Gerät wird morgens an den Gürtel oder die Hosentasche geklemmt. Es addiert alle Schritte eines Tages. Dieses Bewegungssaldo schwarz auf weiß zu sehen spornt den sportlichen Ehrgeiz nicht nur von Erwachsenen, sondern auch von Kindern an. Der positive Effekt ist sogar wissenschaftlich belegt. Laut einer amerikanischen Studie erhöht sich die Zahl der Schritte dadurch um bis zu 4 000 pro Tag. Bewegungsaktive Kinder gehen mehr als 15 000 Schritte am Tag, bei bewegungspassiven Kindern sind es kaum 10 000 Schritte.

Vertrag mit mir selbst

Ich, Leonie Forster, werde ab sofort darauf achten, dass ich mich regelmäßig bewege.

Dafür habe ich mir Folgendes vorgenommen:

1. Ich lasse Lift und Rolltreppe links liegen und steige lieber Treppen nach oben.

2. In die große Pause nehme ich Springseil, Gummibänder oder Kreide mit und spiele mit meinen Freundinnen.

3. Statt am Nachmittag fernzusehen, treffe ich mich lieber mit meinem Freund Florian auf dem Spielplatz.

4. Ich melde mich zu einem Probetraining im Hockeyverein an.

Leonie ♡

Vorlieben und Talente entdecken

Welche Sportart oder Bewegungsform ist die richtige für Ihr Kind? Die Antwort ist im Grunde sehr einfach: Diejenige, die Ihrem Sprössling am meisten Spaß macht. Ihre eigenen Neigungen und Wünsche interessieren dabei – Entschuldigung – herzlich wenig.

In Ihrer Fantasie können Sie sich selbstverständlich detailliert ausmalen, wie Ihre Tochter im rosa Glitzerkostüm übers Eis schwebt und Bielmann-Pirouetten dreht. Doch wenn Ihre kleine Tochter lieber Fußballstars wie Luca Toni oder Philipp Lahm nacheifert, dann nützt Ihre schönste Eisprinzessinnen-Fantasie nichts. Also tun Sie ihr den Gefallen und melden Sie sie baldmöglichst zu einem Fußball-Schnuppertraining an.

Selbstverständlich kann es auch sein, dass Ihr Kind von sich aus noch nicht zu einer bestimmten Sportart neigt. Das macht nichts, mit Ihrer Hilfe findet es bestimmt etwas, das ihm Spaß macht. Denn jedes Kind lässt sich motivieren – garantiert!

Es gibt viele verschiedene Möglichkeiten, das herauszufinden. Forscher haben einmal kategorisiert, welche Faktoren erfüllt sein müssen, damit Kindern Sport und Aktivität Spaß machen.

Wir-Gefühl: Sie sind Teil einer Spiel- oder Sportgruppe Gleichaltriger.

Bestätigung: Sie erfahren Lob und Bewunderung. Sie freuen sich darüber, dass andere bemerken, wie sie ihre Fähigkeiten immer weiter verbessern.

Das Leben ist schön: Sie haben unglaublichen Spaß an der Bewegung an sich und gehen völlig in dem auf, was sie tun (bei Erwachsenen steht dafür der Begriff »Flow«), etwa beim Trampolinhüpfen, dem Gleitgefühl beim Inlineskaten oder dem Sprung ins Wasser vom Ein-Meter-Brett.

Ungeachtet aller wissenschaftlichen Erkenntnisse zählt aber einzig und allein, welche Neigungen und Talente Ihr Kind hat. Fragen Sie es also erst einmal, worauf es Lust hätte, und geben Sie ihm die Möglichkeit, verschiedene Sportarten zu testen. Drängen Sie es nicht, manche Sachen muss man einfach ausprobieren. Und unter Druck entdeckt Ihr Kind ganz sicher nicht den Spaß an einer bestimmten Bewegungsform.

Nach der dritten Tennisstunde kommt Ihr Sohn weinend nach Hause, weil die anderen Tennisschüler einfach »doof« sind? Und Volleyball war auch nicht das Richtige? Macht nichts! Geben Sie nicht auf, vielleicht ist er ja der geborene Schwimmer.

Viele Vereine bieten eine ganze Palette von Sportarten und Schnuppertrainings an, die Ihr Kind erst einmal ausprobieren kann, ohne sich gleich festlegen zu müssen. Teure Ausrüstung können Sie sich dafür meistens erst einmal ausleihen.

Sie dürfen am Anfang auch nicht zu viel erwarten. Es ist doch klar, dass Ihr Sohn nicht schon nach der zweiten Karate-Stunde zur Gurtprüfung antreten kann. Halten Sie Ihre Erwartungen deshalb immer auf realistischem Niveau und vermitteln Sie dies auch Ihrem Kind.

Entscheidungshilfen, die die Wahl des passenden Sports erleichtern

- Interessiert sich Ihr Kind bereits für einen bestimmten Sport, können Sie es für Schnupperstunden anmelden.
- Fragen Sie andere Eltern, welche Sportart ihre Kinder ausüben. Womöglich hat Ihr Kind Lust, sich den Gleichaltrigen anzuschließen.
- Achten Sie darauf, dass der Trainingsplatz oder der Verein in Wohnortnähe ist. Dadurch ist Ihr Kind nicht von Ihrem Fahrdienst abhängig, sondern kann auch einmal alleine, zum Beispiel mit dem Fahrrad oder Inlineskates, zum Training fahren.
- Statt in teuren Privatclubs können Sie Ihr Kind auch in Vereinen anmelden. Dort kann es meist verschiedene Sportarten ausprobieren.
- Mindestens drei Trainingseinheiten sollte Ihr Kind in etwa absolvieren. Wenn ihm der Sport dann immer noch keinen Spaß macht, probieren Sie etwas anderes aus.

Bündnisse mit anderen Eltern schließen

Es ist schon erstaunlich: Dank Ihrer großen Überredungskunst schaffen Sie es, mit Ihren Kindern eine Bergtour oder eine Wanderung zu organisieren. Mit heruntergezogenen Mundwinkeln werden die Stiefel geschnürt, nach 300 Metern »tun die Füße sooo weh«, im Bauch »drückt's so komisch«, und überhaupt: »Wann gibt's eigentlich etwas zu essen?« Wandern ist doof!

Wandern ist super! Spätestens dann nämlich macht Ihren Kindern der Ausflug riesig Spaß, wenn Sie mit einer ganzen Gruppe losziehen, mit anderen Familien und deren Kindern. Plötzlich kann es gar nicht schnell genug den Berg hinaufgehen. Jeder Hochsitz ist das perfekte Versteck (von dem aus sich Eltern bestens erschrecken lassen), hinter dem Wasserfall wohnt eine Waldfee, über den umgestürzten Baumstamm muss jeder, ohne herunterzufallen, balancieren. Wer pflückt die schönsten Blümchen, sammelt die meisten Walderdbeeren, entdeckt die größten Feuersalamander? Und noch nie zuvor hat Milch so gut geschmeckt wie die frisch gemolkene oben auf der Alm. Die gesamte Bergwelt oder der Wald ist ein einziger Abenteuerspielplatz. Ein super Tag – wann machen wir so etwas wieder?

Gemeinsam mit einer ganzen Truppe Gleichaltriger macht garantiert auch Ihren Kindern Spaß, was vorher »stinklangweilig« war. Das gilt erst recht, wenn Ihr Kind keine Geschwister hat.

Damit Ihr Kind also nicht als Einzelkämpfer aktiv sein muss, bauen Sie Kontakte zu anderen Eltern auf und unternehmen Sie gemeinsam mit den Freunden Ihrer Kinder etwas: Ausflüge am Wochenende oder in den Ferien an einen See, in den Wald oder in den Wildtierpark. Organisieren Sie eine Schnitzeljagd, eine Fahrradtour zum schönsten Picknickplatz am Fluss oder einen Ausflug mit Inlineskates in den Biergarten mit dem Abenteuerspielplatz. Gehen Sie im Spätsommer gemeinsam Pilze suchen, bauen Sie Schneemänner und Iglus. Auf Wanderungen können Sie auch einen Tier- und Pflanzenführer mitnehmen: Wer findet heraus, wie diese leuchtend blaue Blume mit den spitz zulaufenden Blättern heißt?

Auch im Alltag kann ein Pakt mit mehreren Familien helfen, die Kinder in Bewegung zu bringen. Bilden Sie zum Beispiel Fahrgemeinschaften und wechseln Sie sich ab, den Nachwuchs mit dem Fahrrad zum Sporttraining oder ins Schwimmbad zu bringen.

Tipp
Organisieren Sie mit anderen Eltern ein Ferienlager für Ihre Kinder, etwa auf einem Bauernhof, einem Zeltplatz oder einer Abenteuerfreizeit. Dort sind die Kinder gemeinsam mit ihren Freunden den ganzen Tag an der frischen Luft und in Bewegung.

Gemeinsam macht's noch mehr Spaß: Sportvereine und Spielgruppen

Für Kinder ist es enorm motivierend, Gleichaltrigen, die bestimmte Sachen schon besser können, nachzueifern. Das funktioniert prächtig in Spielgruppen und Sportvereinen. Gerade im Verein, wo Kinder meist in einer Mannschaft um Punkte oder Tore kämpfen, entwickeln sie enormen Ehrgeiz, ihre Fähigkeiten zu verbessern und zum Erfolg des Teams beizutragen.

Kinderturnen

Kinderturnen hat zwei ganz besondere Vorteile: Erstens Sie finden ganz bestimmt in der Nähe Ihres Wohnorts einen passenden

Turnverein. Zweitens bietet Kinderturnen fast alles, was Ihr Kind an motorischen Fähigkeiten braucht. Es lernt klettern, springen, rollen, schaukeln und macht vielfältige Bewegungserfahrungen, die es nur an Turngeräten sammeln kann.

Je früher Sie Ihrem Kind diese Möglichkeit bieten, umso besser. Krankenkassen, Volkshochschulen, Familienbildungsstätten, Kirchengemeinden oder Vereine bieten Eltern-Kind-Turnkurse schon ab ein bis zwei Jahren an. Einfache Hilfsmittel wie Decken, Kisten oder Bälle helfen, den Bewegungsdrang Ihres Kindes von Anfang an zu wecken – ohne Leistungsdruck und auf spielerische Art und Weise. Zudem erhalten Sie als Eltern in solchen Kursen Anregungen für bewegte Nachmittage zu Hause.

Auch bei älteren Kindern fördert Kinderturnen die motorische Entwicklung. Mithilfe verschiedener altersgerechter Aufgaben können die Kinder zum Beispiel Gleichgewichtsfähigkeit, Reaktionsschnelligkeit und Orientierung testen und trainieren. Defizite lassen sich so ab- und Stärken ausbauen. Aber nicht nur Bewegungsabläufe, auch soziale Kompetenzen wie Teamfähigkeit, Mut, Körperbewusstsein und ein positives Selbstbild können gefördert werden. Informationen erhalten Sie beim Deutschen Turner-Bund (www.kinderturnen.de).

Sportvereine

Mehr als 60 Prozent aller deutschen Kinder sind irgendwann einmal Mitglied in einem Sportverein. Hier können sie nicht nur trainieren, sondern sie knüpfen auch wichtige soziale Kontakte außerhalb ihres Elternhauses.

Welche Sportart Ihr Kind gerne ausprobieren will, richtet sich alleine nach dessen individuellen Wünschen. Typische Mädchen- oder Jungensportarten gibt es in dem Alter noch nicht. Wenn also Ihre Tochter als Eishockey-Spielerin den Puck ins gegnerische Tor feuern will – Ausrüstung geliehen, Schlittschuhe angezogen, und los geht's.

In den meisten Clubs spielen Jungen und Mädchen etwa bis zum Alter von zehn Jahren gemeinsam in einer Mannschaft. Die sportmotorischen Fähigkeiten unterscheiden sich in den ersten zehn bis zwölf Lebensjahren kaum. Erst danach müssten Sie sich nach einer speziellen Mädchenmannschaft umsehen.

Denken Sie bei der Wahl des Sportvereins auch an dessen Erreichbarkeit. Ihr Kind wird sicher noch motivierter die Sporttasche packen, wenn es alleine per Fahrrad, Inlineskates oder zu Fuß zum Training gehen kann.

Wichtig ist auch, sich nach der Qualifikation der Trainer zu erkundigen. Gute Vereine haben meist einen Jugendsportwart oder eine Ansprechperson, die für das Kinder- und Jugendtraining verantwortlich ist.

Zumindest zu den ersten Trainingsstunden sollten Sie Ihr Kind begleiten. Auf die Art können Sie Ihr Kind beobachten: Findet es schnell Anschluss? Macht ihm das Training Spaß? Geht der Trainer auf den Neuankömmling ein?

> **Tipp**
>
> Mit einer guten Ausrüstung und Funktionskleidung macht Sport noch mehr Spaß – und die Kinder müssen nicht ständig darauf achten, dass die teure Jeans oder das hellrosa T-Shirt schmutzig wird. Deshalb müssen Sie aber nicht alles neu kaufen. Suchen Sie nach passenden Sportsachen in Sportgeschäften, Secondhandläden oder im Internet.

Natürlich hängt die Wahl des Sportvereins einzig und allein davon ab, ob Ihr Kind gerne zum Training geht. In den meisten Fällen schließt es sich sowieso Freunden oder Klassenkameraden an, die schon länger in dem Club Mitglied sind. Für Sie als Eltern können folgende Kriterien aber dennoch wertvolle Hinweise über die Qualität des Vereins geben.

Checkliste für einen guten Sportverein

- ☐ Verschaffen Sie sich einen Überblick, welche Sportarten im Angebot sind.
- ☐ Der Verein liegt so nah an Ihrer Wohnung, dass Ihr Kind selbst ständig mit Fahrrad oder Inlineskates zum Training fahren kann.
- ☐ Die Trainer besitzen eine spezielle Ausbildung für das Training mit Kindern.
- ☐ Mädchen und Jungen werden gleichermaßen betreut.
- ☐ Der Trainer geht auf jedes Kind individuell ein, lobt seine Stärken und bringt ihm Neues bei.

Bewegung im Alltag

Klar ist es toll, wenn Ihr Kind im Handball-, Fußball- oder Tennisverein um Körbe, Tore und Punkte kämpft. Mindestens genauso wichtig, wie seine Lieblingssportart zu finden und großen Wettkampfgeist zu entwickeln, ist es aber, den Bewegungsanteil im Alltag zu erhöhen.

Treppen steigen, Fahrrad fahren, den Hund spazieren führen und sogar den Müll wegbringen oder im Garten helfen: Nach Ansicht von Sportmedizinern sind all diese Aktivitäten, über den Tag verteilt, für die Gesundheit noch bedeutender, als in einem Verein nach den neuesten Erkenntnissen der Trainingslehre zu schwitzen.

Das ist doch wirklich eine gute Nachricht, oder? Denn Sie müssen dafür nicht mehr tun, als Ihr Verhalten im Alltag ein kleines bisschen anzupassen. Ihr Ziel ist relativ unspektakulär, aber ungeheuer effektiv: Bewegung wird zum normalen Bestandteil des Alltags.

Dazu benötigen Sie nicht mehr Zeit, und das Ganze kostet Sie gar nichts. Die Vorteile sind dagegen enorm:

- Sie tragen zur Gesundheit und zum Wohlbefinden Ihres Kindes bei;
- Sie füllen Ihr Leben und das Ihres Kindes mit Erfahrungen und Erlebnissen;
- Sie schlafen besser – und Ihr Kind auch;
- Sie stellen die Weichen für eine bewegte Kindheit und beste Gesundheitschancen im späteren Leben.

Je eher Sie damit anfangen, umso besser. Denn eine Vielzahl von Studien hat ergeben, dass Maßnahmen schon sehr früh greifen. So hat sich beispielsweise gezeigt, dass Nichtrauchen während der Schwangerschaft und dem Stillen vor Übergewicht schützen. Ebenso wichtig ist die Bettruhe. Je länger Kinder schlafen, umso geringer ist das Risiko für sie, später zu viele Kilos auf die Waage zu wuchten.

Stapfen Sie mit Ihrem Kind Treppen nach oben und überlassen Sie Rolltreppen und Aufzüge den Schlaffies. Machen Sie Dehnübungen vor dem Zubettgehen und wetteifern Sie mit Ihrem Sprössling um den Aktivkönig des Tages: Wer schafft es länger, während des Zähneputzens auf einem Bein zu balancieren?

Selbstverständlich bringen Sie Ihr Kind mit dem Fahrrad in die Schule – und wenn der Weg zu weit ist, benutzen Sie die Straßenbahn und steigen eine Haltestelle früher aus. Zum Einkaufen suchen Sie nicht verzweifelt nach dem nächstgelegenen Parkplatz. Sie parken stattdessen stressfrei ein paar hundert Meter weiter und laufen das letzte Stück zu Fuß.

Schicken Sie Ihr Kind zum Bäcker, lassen Sie es die Post wegbringen und teilen Sie es zum Rasenmähen, Säen oder Unkrautjäten ein. Und vielleicht schaffen Sie sich ja sogar einen Familienhund an? Mit ihm können – und müssen! – Sie täglich draußen sein und spazieren gehen.

Auch eine entsprechende Gestaltung der Wohnung kann den Spiel- und Bewegungsdrang Ihrer Kinder fördern:

- in Kinderbetten mit Rutschbahn, Leiter und Hängeseil lässt sich wunderbar »Tarzan« spielen;
- Kipp- und Drehstühle sowie weiche Wippmöbel und Walzen fördern Koordination, Gleichgewichtssinn und Körperbeherrschung;
- eine Sprossenwand kostet wenig und bringt viel Spaß;
- Seile, Schaukeln, Hängesitze und Hängematte, mithilfe eines Sicherheitshakens im Türrahmen oder an der Decke angebracht, werden sie zu den Lieblingsmöbeln Ihrer Kinder.

Versorgen Sie Ihre Kinder mit spannendem Spielzeug und Sportgeräten wie Fahrrädern, Rollern oder Rollschuhen. Aber auch mit dem eigenen Gartenschlauch, den Piraten- und Indianer-Kostümen aus der Faschingskiste oder einem Gummiband können Kinder viel Spaß haben.

Einfach, aber effektiv: günstige Spielsachen, die Sie stets griffbereit zu Hause haben sollten

- Frisbee
- Fußball
- Federball- und Tischtennis-Ausrüstung
- Roller
- Hula-Hoop-Reifen
- Springseil
- Gummibänder

- Straßenkreide
- Jonglierbälle
- Drachen
- Boccia-Kugeln
- Inlineskates oder Rollschuhe
- Fahrrad
- Hängematte
- Softball mit Schlägern

Machen Sie das Beste aus Ihrem Wochenende und unternehmen Sie etwas an der frischen Luft. Meist nehmen sich Familien viel zu wenig Zeit für gemeinsame Aktivitäten. Es gibt tausend Möglichkeiten, wie Sie mehr Bewegung und einen Schuss Abenteuer in Ihr gemeinsames Wochenende bringen können.

Anregungen für ein bewegtes Wochenende

- Organisieren Sie eine Schnitzeljagd oder eine Piraten-Schatzsuche.
- Unternehmen Sie eine Winterwanderung querfeldein durch den Schnee.
- Spielen Sie Fangen oder Verstecken und bringen Sie Ihren Kindern die Bewegungsspiele Ihrer Jugend bei (zum Beispiel Himmel & Hölle, Wer hat Angst vorm schwarzen Mann?, Gummihüpfen, Seilspringen, Kaiser, wie viel Schritte darf ich gehen?).
- Durchstreifen Sie den Wald auf der Suche nach Pilzen, inklusive eines Indianer-Picknicks auf dem Hochsitz oder inmitten einer bunten Blumenwiese.
- Verbringen Sie den Nachmittag am See, den Rucksack gefüllt mit Flossen, Luftmatratze, Schnorchel.
- Fahren Sie zu einem Ponyhof.
- Verbringen Sie ein Wochenende in freier Natur, etwa mit Zelt und Schlafsack an einem Flussufer. Dort spielen Sie »Steinewerfen« oder bauen die welthöchste Steinburg. Abends sammeln Sie herumliegende Äste, machen ein Feuer und grillen Würstchen oder Fisch.
- Besuchen Sie ein Erlebnis-Schwimmbad mit Rutsche und Sprudelbad.
- Radeln Sie in die Kletterhalle und belegen Sie einen Schnupperkurs.
- Schnappen Sie sich einen Fußball und kicken Sie mit Ihrem Kind im Stadtpark.
- Unternehmen Sie eine Schlauchbootfahrt auf einem Fluss.
- Fahren Sie aufs Land und suchen Sie gemeinsam nach einem Weg

aus einem Maisfeldlabyrinth oder einem Irrgarten. Diese sind meist für Kinder konzipiert. Mal gilt es, einen Piratenschatz zu finden, ein anderes Mal ist das Ziel, als erstes Team die Prinzessin aus der Burg des bösen Zauberers zu befreien.

■ Für den Kindergeburtstag organisieren Sie einmal nicht den obligatorischen Kinobesuch mit anschließendem Fast-Food-Essen, sondern stellen spannende Aktivitäten an der frischen Luft auf die Beine. Zum Beispiel einen Tierpark- oder Freibadbesuch, eine Schnitzeljagd oder Piraten-Schatzsuche.

Schlechtes Wetter gilt nicht als Ausrede. Welches Kind geht im Winter nicht gerne ins Freie? Sobald es also schneit: rein in den Skianzug, Mütze und Handschuhe übergestreift, Schlitten aus dem Keller geholt und los geht's. Welcher kleine Architekt baut den größten Schneemann oder das gemütlichste Iglu? Und auch, wenn es draußen regnet, muss man nicht im Zimmer bleiben. Wichtig ist nur die passende Kleidung, dann lässt es sich auch mit vollem Karacho durch Pfützen hüpfen.

Auch den Urlaub sollten Sie aktiv verbringen. Sie könnten beispielsweise auf Berghütten übernachten, Rad- oder Kanutouren unternehmen oder organisierte Sportferien (Segeltörns, Reitferien, Pfadfinderlager, Ski- oder Snowboardkurs) buchen.

Tipp
Machen Sie Ihrem Kind sanft, aber bestimmt Angebote für einen Ausflug. Lassen Sie sich nicht von anfänglichem Gequengel oder Lustlosigkeit irritieren. Spätestens nach einer halben Stunde gehen Kinder völlig auf in der Bewegung. Vom gemeinsamen Wochenende in freier Natur werden sie noch ihren eigenen Kindern vorschwärmen. Versprochen!

Die wichtige Rolle der Eltern: Perfekte Balance zwischen Lob und Loslassen

Sie als Eltern spielen die wichtigste Rolle, wenn es darum geht, in Ihren Kindern die Lust auf Bewegung zu wecken. Das funktioniert allerdings weder durch übertriebene Ansprüche noch durch verbale Demotivation.

Es ist sehr wichtig, dass Sie realistische Ziele vorgeben. Wenn Sie etwa sagen:»Nächste Woche melde ich dich im Fußballverein an. Du bist so ein Riesentalent, dass dich sicher bald der FC Bayern in seine Jugendmannschaft holt« – dann ist die Enttäuschung zwangsläufig groß, sollte nicht nach drei Wochen Uli Hoeneß vor Ihrer Haustür stehen. Als Folge davon verliert Ihr Kind bestimmt bald die Lust am Training.

Vermeiden Sie auch generell demotivierende Sätze wie:

- »Jetzt sitzt du schon seit zwei Stunden vor dem Fernseher. So wird aus dir nie ein guter Tennisspieler.«
- »Kein Wunder, dass dir die Jeans schon nicht mehr passt, wenn du dich nur von Chips und Schokolade ernährst.«
- »Nimm dir mal ein Beispiel an Erik. Der kann richtig toll Inlinekaten.«

Viel besser und effektiver ist es, den natürlichen Bewegungsdrang Ihres Kindes durch positive Verstärkung zu fördern. Loben Sie jede noch so kleine Aktivität. Je kleiner Ihr Kind ist, umso wichtiger ist dies.

Zum Beispiel könnten Sie sagen:

- »Ich finde es toll, dass du dich letzte Woche so gut an das Fernsehverbot gehalten hast. Jetzt schauen wir mal, ob wir das Fernsehen in dieser Woche noch mal etwas reduzieren können.«
- »Du hast wirklich schon ein super Ballgefühl. Hättest du mal Lust auf einen Tennis-Schnupperkurs?«

- »Antons Mutter hat mir heute erzählt, dass Anton sich beim Fußballverein anmeldet. Willst du das auch mal ausprobieren?«
- »Erik kann weiter werfen als du? Na und. Du bist dafür richtig gut im Jonglieren.«

Bei alldem müssen Sie nur ein wenig Einfühlungsvermögen zeigen. Gerade in den ersten Lebensjahren ist es enorm wichtig, das Selbstbewusstsein Ihres Kindes zu stärken und es nicht etwa durch zu harte Kritik zu verunsichern.

Ermöglichen Sie Ihrem Kind auch, selbst Bewegungsformen zu entdecken und auszuprobieren. Dafür ist es nötig, Ihren Sprössling auch einmal sich selbst zu überlassen.

Wenn Sie in einer verkehrsberuhigten Zone, an einem Hinterhof mit Spielplatz, in der Nähe eines Parks wohnen oder einen Garten besitzen, können Sie die Kleinen auch alleine spielen lassen. Meist fallen ihnen von ganz alleine Spiele ein. Erinnern Sie sich an Ihre Kindheit. War Ihnen je langweilig, als Sie Indianer, Piraten oder Verstecken gespielt haben?

So unterstützen Sie den Bewegungsdrang Ihrer Kinder

- Lassen Sie zu, dass Ihr Kind seine körperlichen Grenzen selbst findet. Das schult die Körperwahrnehmung, und Ihr Kind lernt nach und nach, sich seine Kräfte einzuteilen. Es darf ruhig einmal toben bis die Puste ausgeht.
- Helfen Sie nicht beim Einstieg in ein Klettergerüst. Lassen Sie es erst einmal dort klettern, wo es von alleine hinkommt. Wenn es sich sicher genug fühlt, steigt es ganz von alleine höher. Greifen Sie erst ein, wenn es wirklich gefährlich wird oder wenn Ihr Kind Ihre Hilfe verlangt.
- Verkneifen Sie sich Sätze wie: »Bleib doch mal still sitzen«, »Lauf langsamer, sonst fällst du hin« oder »Bitte pass auf, damit du dir nicht wehtust.«

- Geben Sie Ihrem Kind Raum, ein Problem ganz alleine zu bewältigen.
- Stören Sie es nicht bei einem Spiel, das es sich selbst ausgesucht hat. Auch nicht, wenn Sie glauben, dass ein anderes Spiel noch lustiger wäre.

Mit gutem Beispiel voran: Warum Eltern selbst aktiv werden müssen

Dass Kinder heute lieber vor dem Computer, dem Fernseher oder der Playstation sitzen, liegt vor allem an den fehlenden Spielflächen draußen, den Gefahren durch den Autoverkehr und der zunehmenden Technisierung überhaupt.

Und dennoch: Sie haben es in der Hand, ob aus Ihren Kindern träge Fernseh-Dickerchen oder drahtige Bewegungsaktivisten werden.

Sie sind nun mal die wichtigsten Bezugspersonen – zumindest in einer Lebensphase, in der, sportlich gesehen, für Ihre Kinder die Weichen gestellt werden. Deshalb müssen Sie Ihnen den Spaß an der Bewegung vorleben. Wenn Sie dagegen das ganze Wochenende in verdunkelten Räumen vor dem Fernseher sitzen, ist es ziemlich unwahrscheinlich, dass Ihr Sohn oder Ihre Tochter irgendwann aufsteht und sagt: »Draußen ist so herrliches Wetter. Lass uns doch ein bisschen an die frische Luft gehen.«

Wie positiv es sich auf die Fitness von Kindern auswirkt, wenn die Eltern selbst körperlich aktiv sind, haben viele Studien wissenschaftlich bestätigt. So maßen etwa Wissenschaftler bei Kindern, deren Väter in Sportvereinen aktiv waren, den niedrigsten Body-Mass-Index (BMI).

Wahrscheinlich noch größer ist der Einfluss der Mutter. Bereits während der Schwangerschaft profitiert ein ungeborenes Kind, wenn die künftige Mama Sport treibt. So hatten Babys, deren Mütter in den letzten 24 Wochen vor der Geburt dreimal wöchentlich je 30 Minuten Aerobic machten, eine niedrigere Herzfrequenz als Babys inaktiver Mütter.

Leider gilt auch andersherum: Moppelige Kinder haben meist übergewichtige Eltern. Einer der größten Risikofaktoren für Übergewicht im Kindesalter ist – neben ungesundem Essen und Bewegungsmangel – erhöhtes Körpergewicht bei den Eltern.

Viele Studien haben bestätigt, dass sich das Essverhalten und der Lebensstil auf die Kinder übertragen. Auch dies kann sich schon während der Schwangerschaft manifestieren. Übergewicht und falsche Ernährung einer werdenden Mutter führen häufig auch beim Neugeborenen zu einem erhöhten Körpergewicht. Mit dem Gewicht der Mutter steigt auch das spätere Risiko des Kindes für Diabetes und Herz-Kreislauf-Erkrankungen.

Sie als Eltern haben also eine Schlüsselrolle inne. Sie sind die wichtigsten und unmittelbarsten Vorbilder. Was Sie Ihren Kindern vorleben, übernehmen und verinnerlichen sie. Bewusst oder unbewusst registrieren sie sehr genau, welche Bedeutung Bewegung in Ihrem Leben hat:

- ■ ob Sie zu Fuß die Treppen hinaufsteigen – oder stets Aufzug oder Rolltreppe benutzen;
- ■ ob Sie auch bei schlechtem Wetter nach draußen gehen – oder sich in der Wohnung verkriechen;
- ■ ob Sie für kurze Entfernungen zum Bäcker oder Briefkasten das Fahrrad nehmen – oder lieber ins Auto steigen;
- ■ ob Sie immer im Hintergrund den Fernseher laufen lassen – oder nur gucken, wenn etwas wirklich Interessantes im Programm läuft;

- ob Sie es unterstützen, dass Ihr Kind mit Roller oder Fahrrad in die Schule fährt – oder ob Sie den Shuttle-Service spielen;
- ob Sie zu Hause Gymnastik-, Dehn- oder Yogaübungen machen – oder die meiste Zeit auf dem Sofa liegen;
- ob Sie die Wohnung so einrichten, dass Kinder herumtollen können – oder ob Bewegung in den eigenen vier Wänden tabu ist;
- ob Sie eigene sportliche Ziele haben und sich beispielsweise auf einen Halbmarathon vorbereiten, für das Sportabzeichen des Deutschen Leichtathletik-Verbands trainieren oder bei dem jährlich stattfindenden Firmenlauf teilnehmen;
- ob Sie selbst aktives Mitglied in einem Sportverein sind. Kinder von Vereinsmitgliedern begleiten ihre Eltern meist von Beginn ihres Lebens an zum Sport und wachsen so natürlich und nebenbei in ein eigenes sportliches Leben hinein.

Sicher ist es nicht ganz einfach, eingefahrene Verhaltensweisen zu ändern. Wenn ein übergewichtiges oder extrem inaktives Kind eine Chance haben soll, die Chipstüte durch einen Apfel und das Computerspiel durch eine Inlineskatetour zu ersetzen, sind Mithilfe und Motivation durch die Eltern unabdingbar. Therapeuten und Ernährungspsychologen wissen heute, dass der Lebensstil der gesamten Familie geändert werden muss. Der Hintergrund dabei ist, dass Eltern und Kinder sich wechselseitig motivieren können.

Auch wenn es Ihnen manchmal schwerfallen wird, sich aus der gemütlichen Kuschelecke des Sofas zu schälen: Raffen Sie sich auf und legen Sie los! Jogger und sogar Leistungssportler kennen dieses Gefühl. Sie haben auch nicht immer Lust zu laufen. Aber wer sich einmal überwunden hat, weiß spätestens nach 300 Metern, dass es die richtige Entscheidung war – die herrliche Luft, das gute Gefühl, dass Muskeln, Sehnen und Gelenke wieder in Bewegung kommen, und vor allem: die Ahnung, seinem Körper etwas Gutes zu tun und ein kleines bisschen schlauer zu sein als die Couch-Potatos zu Hause.

Womöglich freut sich Ihr Kind auch darüber, wenn es Sie zu Ihrem Sport begleiten darf. Beim Joggen kann es beispielsweise mit dem Fahrrad nebenher fahren – und sich richtig freuen, wenn es schneller ist als Sie. Oder Sie fragen Ihren Sohn oder Ihre Tochter: »Ich will gleich zum Trimm-dich-Pfad in den Wald, kommst du mit? Ich könnte ein bisschen Anfeuerung gut gebrauchen.«

Zur Ruhe kommen: Warum Kinder auch Zeit für Entspannung brauchen

Jeden Morgen das gleiche Spiel: Die Kinder wollen sich nicht aus den Betten schälen, im Bad brauchen sie so lange wie für eine ganze Wellness-Anwendung – Zähneputzen exklusive, versteht sich –, und fürs Anziehen von Jeans und T-Shirt müsste man eigentlich einen ganzen Vormittag einkalkulieren. Um halb acht stellt Ihre Tochter fest, dass sie vergessen hat, die Mathe-Hausaufgabe zu machen, und kurz vor dem Gongschlag erreichen Sie schweißgebadet die Schule.

Am Nachmittag geht die Hektik weiter: Lernen, Rechnen, Schreiben, Flötenunterricht, Vorlesekurs, Chor, und vor dem Fußballtraining muss dringend noch schnell die Zahnspange beim Kieferorthopäden neu eingestellt werden.

So oder ähnlich sieht der ganz normale Alltag in vielen Familien aus. Für wohltuende Phasen der Entspannung bleibt oft keine Zeit. Ein Übermaß an optischen und akustischen Reizen durch Computer oder Fernseher belastet zusätzlich das vegetative Nervensystem Ihres Kindes. Immer häufiger treten daher auch bei Kindern Symptome auf, die man meist nur von Erwachsenen kennt: Zustände der Erschöpfung, chronische Schmerzzustände, Magenbeschwerden oder Herz-Kreislauf-Störungen. Die Folge davon ist eine verminderte Leistungsfähigkeit – nicht nur im Sport, sondern auch bei geistigen Herausforderungen in der Schule und in der Entwicklung generell.

Es ist sehr wichtig, dass Ihr Kind auch die Fähigkeit zur Entspannung besitzt. Denn sie stärkt die körperlichen und psychosozialen Ressourcen Ihres Kindes. Wohlgemerkt: Mit Entspannung ist nicht gemeint, sich mit der Playstation in der Hand aufs Sofa zu fläzen. Wissenschaftler verstehen darunter einen zeitlich begrenzten Ausstieg oder eine Art Innehalten. Gemeint sind eine wohltuende, bewusste Entspannung und Phasen der Ruhe. Dazu gehört zum Beispiel, sich gegenseitig vorzulesen, zuzuhören, sich Zeit füreinander zu nehmen, ein Puzzle zu legen, zu malen oder zu basteln.

Schaffen Sie also eine Balance zwischen Bewegungs- und Ruhephasen. Vor allem nach sehr aktiven Phasen wie dem Fußballspielen oder wildem Toben brauchen Kinder Entspannung. Lassen Sie Ihr Kind lesen, malen, träumen oder Musik hören. Ermöglichen Sie ihm auch einen Platz, wo es alleine sein kann. Das kann das eigene Zimmer wie die selbst gebaute Höhle unterm Esstisch oder die Kuschelecke im Wohnzimmer sein. Vor dem Fernseher oder Computer kommen Kinder allerdings nicht zur Ruhe. Spätestens eine Stunde vor dem Zubettgehen sollten elektronische Geräte ausgeschaltet werden.

Wie viel Entspannung jedes Kind braucht, ist individuell unterschiedlich. Während einem schon zehn Minuten genügen, will ein anderes mehrmals am Tag kuscheln oder träumen. Führen Sie in Ihrer Familie feste Entspannungszeiten ein. Nach der Schule oder nach dem Mittagessen sollte zum Beispiel eine halbe Stunde lang Ruhe einkehren.

Fragen Sie Ihr Kind abends vor dem Schlafengehen, was es erlebt hat, was ihm heute Spaß gemacht hat, was ihm Kummer bereitet hat. Hören Sie einfach nur zu! Lesen Sie ein Kapitel aus dem

Lieblingsbuch Ihres Sohnes oder Ihrer Tochter vor. Massieren Sie die Füße Ihres Kindes.

Entspannungstraining für Kinder

Wie bei Erwachsenen auch, können Übungen Kindern helfen, Stress abzubauen und zu einer inneren Gelassenheit zu finden. Ein Entspannungstraining basiert auf bestimmten Techniken, die auch Kinder mit ein bisschen Übung leicht anwenden können.

Die fernöstlichen Entspannungsmethoden wie Qigong, Tai-Chi oder Yoga haben meist einen religiös-philosophischen Ursprung. Westliche Übungen sind dagegen meist nach deren Erfindern benannt, wie Feldenkrais oder Progressive Muskelentspannung nach Jacobson.

Folgende drei Entspannungsmethoden eignen sich auch gut für Kinder:

Autogenes Training Der deutsche Arzt Johannes Heinrich Schultz entwickelte diese Art der Entspannung 1932. Die Methode basiert unter anderem auf Fantasiereisen und Atemübungen. Sinn der Sache ist, die Wahrnehmung für den eigenen Körper zu schärfen. Gedanken des Alltags treten dabei in den Hintergrund. Vom kleinen Zeh bis zum Nacken geht ein Kursleiter – oder Sie als Eltern – alle Körperteile durch. Sagen Sie beispielsweise: »Stell dir vor, wie eine Welle mit warmem Wasser deine Zehen berührt. Dann bedeckt sie deinen ganzen Fuß. Jetzt wandert sie weiter, über deinen Knöchel, hoch bis zum Knie« usw. Jeder einzelne Muskel wird dabei völlig entspannt. Ihr Kind spürt Ruhe, Schwere und Wärme. Kombiniert wird dies mit entspannungsfördernden Bildern, etwa von Szenen aus der Natur. Ihr Kind könnte zum Beispiel in der Fantasie auf einer Luftmatratze liegen und sanft von den Wellen geschaukelt werden. Oder es liegt in seinem Baumhaus, oben im

Wipfel eines riesigen Baumes, die Blätter rascheln im Wind und Wolken ziehen vorbei. Denken Sie sich eine Szene aus, von der Sie wissen, dass Ihr Kind sich darin wohlig und sicher fühlt. Ihrer Fantasie sind keine Grenzen gesetzt.

Progressive Relaxation Diese Methode hat der amerikanische Arzt Edmund Jacobson entwickelt und im Jahr 1934 veröffentlicht. Jacobson hatte herausgefunden, dass innere Unruhe, Stress und Angstzustände mit einer erhöhten Muskelspannung gekoppelt sind. Auf dieser Erkenntnis basiert die Entspannungsmethode. Durch das aufeinanderfolgende An- und Entspannen sämtlicher Muskelgruppen lösen sich Verkrampfungen im Körper – und als Folge davon entspannt man sich auch mental.

Yoga Hauptkomponenten der indischen Entspannungsmethode sind Körperhaltung und Atmung. Ergänzt wird dies durch Meditationsübungen. Ziel ist ein gesteigertes Körperbewusstsein. Das wiederum führt zu einer verbesserten Wahrnehmung und Steuerung der Körperfunktionen.

Spezielle Kurse für Yoga und autogenes Training werden bereits für Kinder ab vier Jahren angeboten. Bevor Ihr Kind einen solchen Kurs besucht, sollten Sie, etwa beim Kinderarzt, ausgeschlossen haben, dass Ihr Kind unter Asthma, einer Magen-Darm-Erkrankung, Herz-Kreislauf-Problemen oder Epilepsie leidet.

Damit Ihr Kind von solch einem Kurs profitiert, ist es allerdings notwendig, dass es regelmäßig »trainiert«. Daher empfiehlt es sich auch nicht, mehrere Methoden parallel anzuwenden. Der Kurs, der Ihrem Kind am besten liegt, sollte über eine längere Zeit besucht werden.

Die Wahl der richtigen Sportart

Die Wahl der richtigen Bewegungsformen und Sportarten hängt von einer Reihe von Faktoren und Rahmenbedingungen ab: von Alter und Geschlecht Ihres Kindes; von seinen Wünschen und Talenten; und letztlich auch von den sportlichen Angeboten, etwa in Vereinen oder Turngruppen, die Sie in der Nähe Ihres Wohnortes zur Verfügung haben.

Sportliche Vorlieben, je nach Alter und Geschlecht Grundsätzlich ist eine breite motorische Grundausbildung wichtiger als eine zu frühe Spezialisierung. Kinder sollten möglichst alle motorischen Fähigkeiten (Ausdauer, Kraft, Schnelligkeit, Koordination und Beweglichkeit) entwickeln und schulen. Eine zu frühe Spezialisierung – etwa Tennisspielen mit fünf Jahren – führt zwar oft sehr schnell zu einem guten sportspezifischen Können. Aber sehr schnell erreichen solche »Riesentalente« auch sehr bald ein Leistungsplateau. Das heißt: Ihr Kind verbessert sich nicht mehr oder viel langsamer als bislang. Die Folge davon ist meist ein großer Knick in der Motivation.

Eine frühe Spezialisierung ist – wenn überhaupt – nur im Leistungssport erforderlich. (Weitere Informationen zum Thema Leistungssport finden Sie ab Seite 210.) Ansonsten kann ein Kind etwa ab zehn bis zwölf Jahren noch jede Sportart erlernen und es zu einem guten bis sehr guten Leistungsniveau bringen.

Zwischen Jungen und Mädchen bestehen Unterschiede, die im

frühen Kindesalter weniger biologisch als sozialisationsbedingt sind. Bis zum Alter von etwa zehn Jahren müssten Jungen und Mädchen eigentlich noch in etwa die gleichen Leistungen bei den meisten motorischen Fähigkeiten erzielen. Dass Jungen dennoch bei Tests mit Läufen oder Bällen meist besser abschneiden und Mädchen beweglicher, oft auch rhythmischer und feinmotorisch geschickter sind, liegt daran, dass sich bereits Kinderspielzeug, Kinderspiele und Rollenerwartungen an Jungen und Mädchen unterscheiden.

Im Grundschulalter verfestigen sich diese geschlechtsspezifischen Unterschiede, was sich dann auch in der Neigung und Präferenz für bestimmte Sportarten niederschlägt.

Wünsche und Talente Ihres Kindes Kinder unterscheiden sich schon sehr früh in ihren sportlichen Neigungen und in ihrem sportlichen Talent. Das Wichtigste ist, dass Kinder Spaß an Bewegung und Sport haben. Dies ist leichter bei motorisch talentierten Kindern zu erreichen, denen vielfältige und komplizierte motorische Anforderungen oft auf Anhieb gelingen, und schwieriger bei Kindern, denen Bewegung und Anstrengung beim Sport schwerer fallen.

Doch gerade für diese Kinder ist Bewegung besonders wichtig. Eltern müssen sie zum Sport motivieren und bei jedem noch so kleinen Erfolg loben.

Angebote und Verfügbarkeit Wer in einer eher kleinen Gemeinde wohnt, hat meist das Problem, kaum Sportangebote für sein Kind zu finden. In den allermeisten Fällen aber – erst recht, wenn Sie in einer Großstadt wohnen – können Sie unter einer breiten Palette von Sportarten und Sportvereinen wählen.

So sieht ein optimales Sportprogramm aus

■ *Fun-Faktor:* Es macht Ihrem Kind viel Spaß.

■ *Erreichbarkeit:* Es ist leicht in den Alltag integrierbar, und Ihr Kind kann per Fahrrad, Roller oder zu Fuß die Sportstätte erreichen.

■ *Erfolgserlebnis:* Das Training orientiert sich am Leistungsvermögen Ihres Kindes. Der Einstieg fällt leichter, wenn Intensität und Dauer anfangs niedrig sind. Fortschritte sind deshalb wichtig, weil sie Ihr Kind motivieren, dabeizubleiben.

■ *Vielfalt:* Vermeiden Sie ein einseitiges Bewegungsangebot. Hier sind Kreativität und Einfallsreichtum der Eltern gefragt.

■ *Eins nach dem anderen:* Die Schulung der Koordination ist wichtiger als die Entwicklung der Kondition. Mit anderen Worten: Lernen sollte vor dem Trainieren kommen.

■ *Lange statt heftig:* Ausdauerbelastungen sind besser als Belastungen mit hoher Intensität.

■ *Rote Karte für Mister Universum:* Verzichten Sie (mindestens bis nach der Pubertät) auf spezielles Krafttraining.

Der nachfolgenden Tabelle entnehmen Sie den Kalorienverbrauch und den Nutzen für die motorischen Fähigkeiten für die verschiedenen Sportarten. Nutzen: 1 = sehr gut, 2 = gut, 3 = mittel, 4 = gering.

Effekte verschiedender Sportarten

Sport	kcal./Std.	Kraft	Schnelligkeit	Koordination	Beweglichkeit	Ausdauer
Badminton	250–450	3	2	2	2	3
Basketball	300–750	2	2	1	2	2
Fahrrad	450–650	2	3	3	3	1
Fußball	600–750	2	2	2	2	2
Gymnastik	250–450	1–2	2	1–2	1–2	2–3
Handball	500–750	2	1	2	2	2
Hockey	500–750	2	2	1	2	2
Jogging	600–1100	3	4	4	4	1
Judo	400–800	2	2	2	2	2
Klettern	450–800	1–2	4	2	2	2–3
Rudern	500–900	1–2	3	2–3	3	1
Schwimmen	300–750	2–3	3	2–3	3	1–2
Ski alpin	300–800	1–3	3	2	3	3
Ski nordisch	400–900	2–3	4	3	4	1
Squash	600–750	2–3	1–2	2	2	2
Surfen	250–600	2	4	2	4	3
Tennis	300–750	3	1–2	2	2	2–3
Tischtennis	300–450	4	1–2	2	2–3	2–3
Volleyball	300–500	3	2	1–2	2	2–3
Wandern	150–250	4	4	4	4	2

Die Angaben zum Energieverbrauch (kcal/Std.) beim Sport können nur grobe Richtwerte sein. Der Energieverbrauch hängt ab von der Intensität des Sporttreibens, aber auch vom Alter, Geschlecht und vor allem vom Körpergewicht.

Quelle: nach Haskell 1986/Bös 1988.

Die wichtigsten Sportarten für Kinder

Je nach Konstitution und Charakter eignen sich manche Sportarten besser als andere für Ihr Kind. Folgender Überblick verschafft Ihnen eine erste Orientierungshilfe:

Mannschaftssportarten Die meisten Kinder haben an Sportarten, in denen sie mit Gleichaltrigen in einem Team kämpfen, mehr Spaß als an Einzelsportarten. Die Zugehörigkeit zu einer Mannschaft, der gemeinsame Wettkampf, die Freude über Siege und das Verarbeiten von Niederlagen, all dies vermittelt Kindern Sicherheit und Selbstbewusstsein. Dies ist für übergewichtige Kinder, die sich oft ausgegrenzt fühlen, ganz besonders wichtig. Zudem verhilft das Gruppengefühl zu einer höheren Motivation. Da geht es Kindern nicht anders als Erwachsenen. Zu wissen, dass »alle anderen« sich dienstags um fünf Uhr zum Training treffen, erleichtert es enorm, die eigene Sporttasche zu packen und Woche für Woche dranzubleiben.

Vor allem Kinder, die sich bislang kaum bewegt haben, dürfen jedoch keinesfalls überfordert werden. Übergewichtige Kinder zum Beispiel fühlen sich womöglich in einem Schwimmverein nicht unbedingt wohl, weil ihnen dort der Unterschied zu anderen, schlankeren Kindern besonders auffällt. Und sicher ist es auch nicht besonders motivierend, als Mitglied der Handballmannschaft ständig auf der Ersatzbank zu sitzen. Als Folge solcher Frusterlebnisse wäre es allzu verständlich, wenn Ihr Kind schon bald keine Lust mehr auf Training und Mannschaft hat.

Hier ist also Ihr Einfühlungsvermögen gefragt. Sie kennen Ihr Kind und können deshalb am besten einschätzen, ob es sich in dem gewählten Verein wohlfühlt und wirklich Spaß am Training hat. Im besten Fall fühlt es sich durch die Leistung von drahtigeren, agileren Kindern angespornt und versucht, ihnen nachzueifern.

Beispiele für Mannschaftssportarten: Fußball, Handball, Basketball, Hockey, Volleyball, Eishockey, Wasserball.

Checkliste für ein gutes Sporttraining

☐ alle Kinder erhalten gleich viel aktive Spielzeit;

☐ der Trainer lässt die Positionen wechseln;

☐ der Trainer berücksichtigt die individuellen Bedürfnisse;

☐ die Kinder werden gelobt.

Einzelsportarten Womöglich fühlt sich Ihr Kind bei einer Einzelsportart wohler. Das könnte zum Beispiel dann der Fall sein, wenn es lieber in seinem eigenen Rhythmus Sport treiben und sich verbessern will. Auf Erfolge und Leistungssteigerungen können sie dann ganz besonders stolz sein, weil sie diese ganz alleine und ohne die Unterstützung anderer erreicht haben.

Beispiele für Einzelsportarten: Tennis, Tischtennis, Radfahren, Schwimmen, Ballett.

Ballsportarten Die meisten Ballsportarten werden in der Mannschaft gespielt. Deshalb gelten hier ähnlich positive Effekte wie bei den Mannschaftssportarten.

Wegen ihrer hohen spielerischen Komponente ist das Werfen, Kicken, Schlagen oder Rollen von Bällen bei Kindern jeden Alters überaus beliebt. Schon Kleinkinder haben größten Spaß daran, Bälle hin- und herzukullern. Es trainiert ihre Koordination und das Ballgefühl. Im Alltag spielen Kinder – auf der Straße, im Garten oder auf dem Bolzplatz – beinahe täglich mit Fuß-, Volley- oder Basketball. Dabei verbessern sie nicht nur ihre Haltung und Knochendichte, durch das Zuspiel und die Interaktion mit Gleichaltrigen profitieren sie auch in anderer Hinsicht: das Zusammengehörigkeitsgefühl stärkt Selbstbewusstsein und Selbstachtung, und wichtige Eigenschaften wie Aufmerksamkeit und Rücksichtnahme entwickeln sich bereits früh.

Beispiele für Ballsportarten: Fußball, Volleyball, Beachvolleyball, Basketball, Tennis, Badminton, Handball, Feldhockey, Tischtennis, Squash, Golf, Beachsoccer, Faustball.

Kampfsportarten Kampfsportarten fördern zum einen unterschiedliche körperliche Fähigkeiten wie Koordination, Schnelligkeit, Kraft oder Ausdauer, und sie verbessern die Haltung; andererseits stärken sie auch die Psyche Ihres Kindes. Körperbewusstsein, Selbstbewusstsein und soziale Kompetenzen wachsen, und die Konzentrationsfähigkeit verbessert sich.

Kampfsportarten bieten besonders übergewichtigen Kindern eine gute Chance, einen Einstieg in den Sport zu finden.

Beispiele für Kampfsportarten: Jiu-Jitsu, Aikido, Judo, Wing Tsung, Karate, Taekwondo.

Die einzelnen Sportarten im Überblick

Im Folgenden finden Sie die wichtigsten Sportarten für Kinder in alphabetischer Reihenfolge einzeln aufgeführt. Hier können Sie nachlesen, welche körperlichen Voraussetzungen und persönlichen Vorlieben Ihr Kind mitbringen sollte. Die Tabelle, die am Anfang steht, zeigt, mit welcher Intensität die jeweiligen motorischen Grundbausteine trainiert werden (1 Stern = geringe Intensität, 5 Sterne = intensives Training). Zudem erfahren Sie, ab welchem Alter der Einstieg zu empfehlen ist und worauf Sie als Eltern besonders achten sollten.

▪ Badminton

Ausdauer:	✳ ✳ ✳ ✳
Kraft:	✳ ✳ ✳ ✳
Schnelligkeit:	✳ ✳ ✳ ✳
Koordination:	✳ ✳ ✳ ✳ ✳
Beweglichkeit:	✳ ✳ ✳ ✳

Wenn Ihr Kind besonders viel Spaß am Federballspielen hat, ist Badminton vielleicht die richtige Sportart für Ihr Kind. Die meisten erlernen das Spiel mit dem Federball – der allerdings meist aus Plastik ist – relativ schnell. Gespielt wird in der Halle und, wie beim Tennis, als Einzel oder Doppel. Schnelligkeit, Koordination und Ausdauer sind Fähigkeiten, die bei dieser Sportart besonders gefördert werden.

Ein Vorteil dieser Sportart liegt darin, dass man nicht unbedingt einem Verein angehören muss. In vielen Fitnessstudios kann man gegen eine geringe Gebühr einen Badminton-Platz mieten.

▪ **Für wen geeignet:** Die Sportart ist für alle Altersstufen geeignet. Wegen der kurzen, schnellen Bewegungen ist das Verletzungsrisiko allerdings relativ hoch (Zerrungen, Dehnungen, Bänderrisse).

Ballett

Ausdauer:	✶ ✶ ✶ ✶
Kraft:	✶ ✶ ✶
Schnelligkeit:	✶
Koordination:	✶ ✶ ✶ ✶ ✶
Beweglichkeit:	✶ ✶ ✶ ✶ ✶

Beim klassischen Tanz werden alle fünf motorischen Fähigkeiten gefordert – und das in hohem Maße. Koordination und Kraft werden ebenso geschult wie das Rhythmus- und Taktgefühl (geübt wird immer zu musikalischer Begleitung) sowie die Konzentrationsfähigkeit. Für Spagat, Pirouetten und andere Verrenkungen ist es allerdings ganz besonders wichtig, extrem beweglich zu sein. Dies fällt übergewichtigen Kindern häufig schwer.

Die meisten Ballettschulen bieten eine Mischung aus klassischem Ballett und etwas moderneren Varianten an. Bei Kindern ist meist sehr beliebt, dass sie das Gelernte bei kleineren Auftritten präsentieren können. Der Unterricht reicht von klassischen Übungen an der Ballettstange bis hin zu einstudierten Bewegungsfolgen und Choreografien.

Disziplin wird in Ballettschulen großgeschrieben. Ihr Kind lernt hier, sich auch einmal unterzuordnen und mit anderen Kindern zu arrangieren. Ballett ist jedoch nicht ganz billig, da der Unterricht meist von privaten Ballettschulen angeboten wird.

Für wen geeignet: Bereits die ganz Kleinen können Ballettstunden nehmen. Das optimale Alter, um mit der Sportart zu beginnen, ist etwa sechs Jahre. Vor allem deshalb, da es jüngeren Kindern oft schwerfällt, eine ganze Stunde lang hoch konzentriert den Anweisungen der Tanzlehrerin zu folgen.

Basket- und Volleyball

Ausdauer:	★ ★ ★ ★
Kraft:	★ ★ ★
Schnelligkeit:	★ ★ ★ ★ ★
Koordination:	★ ★ ★ ★ ★
Beweglichkeit:	★ ★ ★

Bei beiden Mannschaftssportarten ist die Teamfähigkeit ganz besonders wichtig. Falls Ihr Kind nicht als Einzelkämpfer durch die Welt geht und sich gerne in einer Gruppe eingliedert, könnte eine dieser Sportarten genau die richtige für es sein.

Basketball setzt wegen der häufigen Ballwechsel vor allem Schnelligkeit und Wendigkeit voraus. Beim etwas ruhigeren Volleyball kommt es sehr auf Technik und Taktik an. Das Zusammenspiel der Mannschaft ist noch wichtiger als beim Basketball. Um den Ball sicher übers Netz zu bekommen, ist exaktes Zuspiel nötig. Ihr Kind sollte auch nicht allzu ängstlich sein, denn vor allem beim Volleyball kommt es häufig zu Stürzen. Da die Spieler jedoch meist Knieschützer tragen, ist das Verletzungsrisiko nicht allzu hoch. Zudem fehlt der Kontakt zum Gegner – der einem, anders als beim Basketball, nicht in die Parade fahren kann.

Für wen geeignet: Ab einem Alter von etwa sechs Jahren können Kinder eine der beiden Mannschaftssportarten erlernen. Flächendeckend in ganz Deutschland bieten Vereine für einen geringen Mitgliedsbeitrag Kurse an.

Beachvolleyball

Ausdauer:	✳ ✳ ✳ ✳
Kraft:	✳ ✳ ✳ ✳ ✳
Schnelligkeit:	✳ ✳ ✳ ✳ ✳
Koordination:	✳ ✳ ✳ ✳
Beweglichkeit:	✳ ✳ ✳ ✳

Bei dieser Sportart ist Urlaubsfeeling garantiert. Vor allem auch deshalb gilt Beachvolleyball momentan als eine der coolsten Sportarten überhaupt. Man spielt barfuß und in Badeshorts innerhalb eines abgesteckten Sandplatzes. Laufen, springen und abrupt abstoppen im knöchelhohen Sand trainieren besonders die Beinmuskulatur. Im Falle eines Sturzes fällt man weich. Das Verletzungsrisiko ist deshalb ziemlich gering. Herz und Kreislauf werden dabei gestärkt und zudem sind in dem relativ kleinen Feld eine gute Beweglichkeit und blitzschnelle Reaktionen gefragt.

Für wen geeignet: Kinder ab etwa zehn Jahren können die Sportart erlernen. Wegen der komplexen Technik macht sie Kleineren oft wenig Spaß. In öffentlichen Grünflächen oder Fitnessparks gibt es heute oft Plätze, die jeder stundenweise mieten kann. Beachvolleyball wird zunehmend auch in Vereinen angeboten. Meist haben die Volleyballabteilungen eines Sportvereins auch eine eigene Beachvolleyball-Mannschaft. Infos zum Beispiel unter www.beach-volleyball.de

Feldhockey

Ausdauer:	★ ★ ★ ★ ★
Kraft:	★ ★ ★
Schnelligkeit:	★ ★ ★ ★ ★
Koordination:	★ ★ ★ ★ ★
Beweglichkeit:	★ ★ ★ ★

Teamgeist wird großgeschrieben in dem Spiel, bei dem ein pampelmusengroßer Kunststoffball ins gegnerische Tor befördert werden soll. Dieser darf aber nur mit der flachen Seite des gekrümmten Schlägers gespielt werden. Jegliche Art von Körperberührung ist verboten. Deshalb gilt das Verletzungsrisiko in diesem Sport als eher gering. Die Regeln sind allerdings für Zuschauer und Anfänger auf den ersten Blick nicht leicht zu durchschauen. Die Förderung von talentierten Nachwuchsspielern gilt als vorbildlich.

Obwohl deutsche Spielerinnen und Spieler zu den besten der Welt gehören, zählt Hockey in Deutschland eher zu den Randsportarten.

Für wen geeignet: Den Sport können Mädchen und Jungen gleichermaßen ausüben. Ab einem Alter von etwa sechs Jahren können Kinder erste Ballübungen lernen – mit einem kleinen, leichten Kinderschläger. Gefragt sind vor allem Schnelligkeit, Ausdauer, Schnellkraft, ein gutes Ballgefühl und Teamfähigkeit. Infos über Hockeyvereine in ganz Deutschland (allerdings meist nur in größeren Städten) finden Sie beim Deutschen Hockey-Bund unter www.hockey.de

Fußball

Ausdauer:	★ ★ ★ ★ ★
Kraft:	★ ★
Schnelligkeit:	★ ★ ★ ★
Koordination:	★ ★ ★ ★ ★
Beweglichkeit:	★ ★ ★ ★ ★

Der Lieblingssport der Deutschen macht fast jedem Kind Spaß – auch Mädchen. Die Zahl der Fußballerinnen in den Vereinen ist in den vergangenen Jahren stark angestiegen. Dies hängt sicher auch mit den Erfolgen der deutschen Frauen-Nationalmannschaft zusammen. Wie sagte noch Angela Merkel im Vorfeld der Weltmeisterschaft 2006: »Unsere Frauen sind Fußball-Weltmeister, und ich sehe eigentlich keinen Grund, warum die Männer das nicht auch schaffen sollten.«

Die Sportart schult Kondition, Schnellkraft und Koordination. Zudem stärkt das Eingebundensein in eine Mannschaft das Selbstbewusstsein. Ein weiterer Vorteil des Kickens: Es ist eine der billigsten Sportarten überhaupt. Ein Paar Turnschuhe, ein Ball, mehr ist gar nicht nötig, um seine Dribbelkünste zu verfeinern.

Für wen geeignet: Mädchen und Jungen macht der Sport gleichermaßen Spaß. Sobald Ihr Sprössling laufen kann, können Sie mit ihm im Garten, auf der Straße und sogar in der Wohnung Bälle hin- und herkicken. So richtig los geht es dann etwa ab einem Alter von sechs Jahren.

Handball

Ausdauer:	✶ ✶ ✶
Kraft:	✶ ✶ ✶ ✶
Schnelligkeit:	✶ ✶ ✶ ✶ ✶
Koordination:	✶ ✶ ✶ ✶ ✶
Beweglichkeit:	✶ ✶ ✶ ✶ ✶

Schnelligkeit und Koordination sind bei dieser Mannschaftssport-
art besonders gefragt. Aber auch Kraft und Ausdauer sind wichtige Voraussetzungen für jemanden, der ein guter Handballspieler
werden oder zumindest Spaß an dieser Sportart haben will. Vor
allem in höheren Spielklassen ist intensiver – und teilweise recht
ruppiger – Gegnerkontakt inbegriffen. Deshalb sollte Ihr Kind
eine gute Portion Durchsetzungsvermögen und Kampfwillen mitbringen. Das Verletzungsrisiko ist etwas höher als beispielsweise
beim Volleyball.

Für wen geeignet Eine Handballabteilung gibt es in fast jedem
Turn- und Sportverein. Bereits mit sechs Jahren kann Ihr Kind in
diese Sportart einsteigen. Besonders für Kinder, die gerne im Team
spielen und sich durchsetzen können, ist Handball sehr gut geeignet. Ängstliche Kinder können dabei meist ihr Selbstbewusstsein
stärken. Allerdings muss man auch einstecken können – die Gegner fassen sich üblicherweise nicht gerade mit Samthandschuhen
an! Handball ist ein vergleichsweise günstiger Sport: Alles, was
Ihr Kind braucht (und Sie schon für den Schulsport angeschafft
haben), sind Hallenschuhe, Sportshorts und T-Shirt.

Inlineskaten

Ausdauer:	★ ★ ★ ★ ★
Kraft:	★ ★ ★ ★
Schnelligkeit:	★ ★ ★ ★ ★
Koordination:	★ ★ ★ ★ ★
Beweglichkeit:	★ ★

Inlineskaten ist cool und macht fast jedem Kind Spaß. Allerdings sollte vor der großen Runde durch die Stadt zunächst der Umgang mit den Rollschuhen gelernt werden. Nur wer sicher bremsen kann (ohne Zuhilfenahme von Straßenschildern, Ampelmasten oder Fußgängern), darf sich auf öffentliche Wege begeben.

Es werden Anfängerkurse angeboten, in denen man unter anderem das perfekte Hinfallen übt, am besten auf einer Wiese und erst mal bei niedriger Geschwindigkeit. Der Trick dabei ist, so zu fallen, dass die gesamte Schutzausrüstung den Sturz abfängt. Das geht so: Oberkörper aufrecht, Arme ausstrecken, Handflächen nach vorne halten. Die Handgelenk- und Ellenbogenschoner zeigen dabei nach unten. Jetzt auf die Knieschoner fallen lassen, dann die Fallbewegung durch Abgleiten über Ellenbogen und Handschoner weiter abbremsen. Dabei zeigen die Finger nach oben.

Klar ist außerdem, dass schlaue Inline-Anfänger es genauso machen wie die Profis und niemals ohne Schutzausrüstung auf die Strecke gehen. Helm, Knie-, Ellenbogen- und Handgelenkschoner sind ein Muss.

Tipp: Wer Inlineskaten kann, beherrscht meist auch Schlittschuhfahren im Winter. Der Bewegungsablauf ist beinahe der gleiche.

Für wen geeignet: Die Ausdauersportart Inlineskaten ist für alle Kinder ab etwa sechs Jahren die geeignete Sportart, sich schnell und gesundheitsfördernd fortzubewegen. Die sanfte Gleitbewegung trainiert den gesamten Organismus, vor allem das Herz-Kreislauf-System. Übergewichtigen Kindern ist das gelenkschonende Skaten besonders zu empfehlen.

Joggen

Ausdauer:	✳ ✳ ✳ ✳ ✳
Kraft:	✳ ✳
Schnelligkeit:	✳ ✳
Koordination:	✳ ✳
Beweglichkeit:	✳ ✳

Laufen und Rennen ist ein Grundbedürfnis von Kindern. Aus medizinischer Sicht spricht auch nichts gegen Kinderjogging. Wenn Kinder, womöglich inspiriert durch die sportlichen Aktivitäten ihrer Eltern oder von Laufveranstaltungen im Fernsehen, selbst den Wunsch äußern, joggen zu wollen, ist das völlig in Ordnung. Allerdings laufen Kinder vor allem am Anfang meist zu schnell (ein Fehler, den übrigens viele Erwachsene auch machen). Deshalb geraten sie rasch aus der Puste und halten nicht lange durch. Oder die Blumenwiese, das Flussufer und der kleine Hund des Nachbarn sind plötzlich viel interessanter als das eigene Training. Längere Strecken sind deshalb nicht geeignet.

Die meisten übergewichtigen Kinder geraten schon beim Gehen längerer Strecken in Atemnot. Wenn sie Lust haben zu joggen, dann sollten sie sehr langsam beginnen und viele Gehpausen einlegen. Schafft Ihr Kind dann zum ersten Mal die ganze Runde um den Stadtpark, kann dies sein Selbstbewusstsein enorm stärken. Joggen ist generell gut fürs Selbstvertrauen. Alle Ausdauersportarten wirken stimmungsaufheiternd und – wie eine aktuelle Studie der Universität München belegt – sogar schmerzstillend.

Für wen geeignet: Ab einem Alter von etwa vier Jahren können Sie und Ihr Kind – langsam und spielerisch – mit dem Joggen beginnen. Oberstes Prinzip dabei ist aber, Spaß an der Bewegung zu haben.

> **Tipp**
> Laufen Sie gemeinsam mit Ihren Kindern los, beispielsweise im Urlaub am Strand, auf dem Weg zum Fußballplatz oder am Wochenende durch den Park. Was Selbstbewusstsein und den Stolz auf die eigenen Fähigkeiten stark heben kann: erste kleine Wettkämpfe oder Straßenläufe. Sportvereine organisieren oft Laufevents, an denen auch Kinder teilnehmen können, etwa einen Staffellauf oder 1000-Meter-Rennen als Zusatzveranstaltung eines Halbmarathons.

Kampfsportarten: Judo, Karate, Taekwondo, Jiu-Jitsu, Aikido

Ausdauer:	✶ ✶ ✶
Kraft:	✶ ✶ ✶ ✶
Schnelligkeit:	✶ ✶ ✶ ✶ ✶
Koordination:	✶ ✶ ✶ ✶ ✶
Beweglichkeit:	✶ ✶ ✶ ✶ ✶

Bei Kampfsportarten werden Körperbeherrschung und Selbstdisziplin trainiert sowie psychische Parameter wie Verantwortungsbewusstsein und Selbstbewusstsein gestärkt. Gefordert sind vor allem Schnelligkeit, Geschicklichkeit und Beweglichkeit. Entspannungstechniken und Atemübungen schulen Körperwahrnehmung und Konzentrationsfähigkeit.

Für wen geeignet: Jungen und Mädchen ab etwa sechs Jahren können in Vereinen an Kursen teilnehmen. Die Verletzungsrisiken halten sich bei Anfängern in Grenzen.

Klettern/Freeclimbing

Ausdauer:	✳ ✳ ✳
Kraft:	✳ ✳ ✳ ✳ ✳
Schnelligkeit:	✳
Koordination:	✳ ✳ ✳ ✳ ✳
Beweglichkeit:	✳ ✳ ✳ ✳ ✳

Das Kraxeln in Kletterhallen oder in freier Wildbahn ist bei Kindern höchst beliebt. Durch ihr geringes Körpergewicht sind Kinder auch meist sehr begabte Kletterer, die bei dieser Bewegungsform ungewöhnlich schnell Erfolgserlebnisse haben.

Außerdem ist die Trendsportart rundum gesund. Fast alle Muskelgruppen werden beansprucht, die Kondition wird trainiert, Koordinations- und Reaktionsvermögen sind beim Hangeln durch Felswände gefordert. Klettern tut aber nicht nur dem Körper gut; auch der Geist profitiert. Wer regelmäßig klettert, stärkt dabei auch positive Eigenschaften wie Vertrauen, Selbstbewusstsein und Verantwortungsgefühl.

Für wen geeignet: Ab einem Alter von etwa sechs bis acht Jahren können Kinder in die Kletterwand – je nach Konstitution, Größe und Verantwortungsbewusstsein.

Experten empfehlen, dass Kinder nicht länger als etwa zwei Stunden klettern. Danach lassen Konzentration und Ausdauer nach. Ein Restrisiko abzustürzen bleibt jedoch. Dies sollte Kindern auch klargemacht werden. Wichtig: Kletterer und der Sichernde müssen beide vor dem Einstieg Anseilgurt, Knoten und Sicherungsgerät kontrollieren.

Langlauf

Ausdauer:	✴ ✴ ✴ ✴ ✴
Kraft:	✴ ✴ ✴
Schnelligkeit:	✴ ✴ ✴
Koordination:	✴ ✴ ✴ ✴ ✴
Beweglichkeit:	✴ ✴ ✴

Skilanglauf ähnelt der natürlichen Fortbewegungsform des Menschen, dem Gehen. Die Bewegungsabläufe sind nahezu identisch. Einziger Unterschied: Langläufer gleiten auf Brettern. Deshalb gilt – auch in Bezug auf Kinder – der Satz: Wer gehen kann, der kann auch Langlaufen. Selbst die Kleinsten beherrschen die Sportart in ebenem Gelände relativ schnell.

Langläufern fällt auch der Einstieg ins alpine Skifahren leichter. Be- und Entlasten, Umsteigen, Trainieren des Gleichgewichts und das Verlagern des Körpergewichts von einem auf den anderen Ski – all diese Prinzipien erlernt ein Langläufer nebenbei.

Spätestens seit dem Erfolg der deutschen Biathleten ist Langlauf in Deutschland höchst beliebt. Für Kinder stellt die Sportart eine gesunde, ruhigere Alternative zu Pistenrummel und Hüttengaudi beim alpinen Skifahren dar. Zudem wecken Sie bei Ihrem Kind vielleicht auch die Freude an der Natur.

Für wen geeignet: Bereits ab etwa fünf Jahren können Kinder Langlaufen erlernen. Erste Erfahrungen sammeln sie am besten auf spielerische Art: eine kurze Schussfahrt, zum Beispiel in eine Mulde, oder kleine Fangspiele machen Kindern Spaß. Besonders schnell beherrschen Kinder die Sportart, wenn sie zu Beginn auf die Stöcke verzichten. Technischer Feinschliff beim Bewegungsablauf macht bei Kindern wenig Sinn. Lassen Sie sie ruhig so laufen, wie sie sich am wohlsten fühlen. Viel wichtiger ist, dass Sie selbst einen guten Laufstil beherrschen. Als natürliches Vorbild ahmen Ihre Kinder Sie sicher bald von ganz alleine nach.

Wegen der gelenkschonenden Bewegungsform ist Langlaufen besonders auch für übergewichtige Kinder gut geeignet.

Leichtathletik für Kinder

Ausdauer:	✶ ✶ ✶ ✶ ✶
Kraft:	✶ ✶ ✶ ✶
Schnelligkeit:	✶ ✶ ✶
Koordination:	✶ ✶ ✶
Beweglichkeit:	✶ ✶ ✶ ✶

Die Leichtathletik gehört (wie das Turnen) zu den elementaren Sportarten. Hier sammelt Ihr Kind vielfältige Bewegungserfahrungen in allen Fähigkeitsbereichen. Motorische Grundfertigkeiten wie Laufen, Werfen, Springen nehmen einen hohen Stellenwert ein und bilden die Voraussetzung für die Entwicklung von Kraft, Ausdauer, Schnelligkeit und Beweglichkeit.

Trainer empfehlen, zunächst Erfahrungen in den Hauptdisziplinen wie Sprint, Hochsprung, Weitsprung oder Werfen zu sammeln. Mit zunehmendem Können kann sich Ihr Kind dann auf einen Bereich konzentrieren, in dem es besonders begabt erscheint.

Bedenken Sie dabei aber: Zum Sprinter wird man geboren, zum Marathonläufer kann man sich durch Trainingsfleiß entwickeln. Verantwortlich dafür ist die Struktur der Muskelfasern – Sprinter verfügen über schnelle Muskelfasern, Ausdauerläufer über langsame. Das ist nun mal genetisch vorbestimmt und durch nichts veränderbar. Mit diesem sportwissenschaftlichen Prinzip im Hinterkopf sollten Sie und Ihr Kind eine bestimmte Disziplin auswählen. Ein Mensch mit vielen langsamen Muskelfasern wird niemals einen neuen 100-Meter-Rekord aufstellen können. Aber vielleicht schwärmen Sportreporter ja einmal von seinen Fähigkeiten als 1 000-Meter-Läufer.

Für wen geeignet: Ab etwa sechs Jahren kann Ihr Kind in einem Verein trainieren. Gute Vereine bieten eine vielseitige Ausbildung in den verschiedenen Disziplinen an.

In keiner anderen Sportart findet man – gerade wegen dieser Vielseitigkeit – so viele verschiedene Konstitutionstypen wie in der Leichtathletik. Ist Ihr Kind etwas übergewichtig, kann es sehr gute Leistungen im Werfen erzielen. Denn hier sind Kraft und Masse die entscheidenden Größen, um Ball oder Kugel mit Wucht beschleunigen zu können. Kinder mit langen Beinen sind dagegen beim Sprint oder im Weit- und Hochsprung im Vorteil. Erfolgreiche Langstreckenläufer sind von der Statur her eher zierlich und weniger muskulös als Sprinter.

Rad fahren

Ausdauer:	★ ★ ★ ★ ★
Kraft:	★ ★ ★
Schnelligkeit:	★ ★ ★
Koordination:	★ ★ ★
Beweglichkeit:	★

Es gibt wohl kein Kind, das nicht irgendwann ein eigenes Fahrrad möchte. Der Bewegungsradius erweitert sich dadurch enorm: zur Schule, nachmittags zum Spielen zur besten Freundin oder in den Tierpark – mit dem Fahrrad erleben Kinder plötzlich eine völlig neue Unabhängigkeit. Und am Wochenende lassen sich Touren mit der Familie unternehmen.

Probieren Sie mit Ihren Kindern auch Geschicklichkeits-Parcours (in Wäldern, Stadtparks oder auf Abenteuerspielplätzen) aus. Dies fördert das Gleichgewichtsgefühl und die Koordination.

Neben Jogging und Schwimmen ist Radfahren ein hervorragendes Ausdauertraining.

Unabdingbar ist ein guter, TÜV-geprüfter Helm, der perfekt passt. Er sollte gerade auf dem Kopf aufliegen und nicht nach vorne oder hinten kippen. Kräftige, breite Riemen, die dicht unter dem Kinn schließen, halten den Kopfschutz in Position. Achtung: Schon nach dem ersten Schlag auf den Helm müssen Sie einen neuen kaufen. Auch, wenn er äußerlich intakt scheint, kann er innen feine Risse bekommen haben. Im Falle eines Sturzes würde der beste Helm dann keinen Schutz mehr bieten.

Für wen geeignet: Meist sind Kinder ab etwa vier Jahren so weit, das Gleichgewicht auf dem Fahrrad halten zu können. Manche beherrschen es schon mit drei Jahren, andere lernen es erst kurz bevor sie in die Schule kommen. Wichtig ist, dass Sie Können und Konstitution Ihres Kindes realistisch einschätzen. Kinder, die vorher Roller gefahren sind, tun sich mit dem Umstieg aufs Fahrrad oft leichter. Die Verletzungsrisiken sind relativ gering. Beginnen Sie aber zunächst in gesicherten Bereichen wie Hinterhöfen, Spielstraßen oder Waldwegen. Erst, wenn Ihr Kind die Verkehrsregeln sicher beherrscht, darf es auf Fahrradwegen strampeln.

Vor allem für übergewichtige Kinder ist das Radeln bestens geeignet, da Knochen, Sehnen und Gelenke geschont werden. Und noch einen Vorteil hat die Fortbewegungsart: ein Rad fahrendes Kind sieht nie ungelenk aus. Es muss daher, anders als vielleicht in anderen Sportarten, nicht fürchten, sich vor anderen lächerlich zu machen.

Tipp

Achten Sie beim Fahrradkauf unbedingt auf Qualität. Billigprodukte, die meist nicht lange halten, können Kindern die Lust am Radfahren verleiden. Halten Sie nach einem gebrauchten Rad Ausschau (bei Bekannten, in Zeitungsinseraten, beim Händler, im Internet).

Checkliste »Sicheres Fahrrad«

- [ ] Sind Lenker, Sattel und Schutzbleche fest?
- [ ] Funktionieren der Scheinwerfer und das Rücklicht?
- [ ] Hat das Rad die geforderten Speichen- und Rückstrahler?
- [ ] Sind Pedalrückstrahler vorhanden?
- [ ] Funktioniert die Klingel?
- [ ] Laufen Vorder- und Rückrad rund, ohne »Achter«?
- [ ] Ist die Bereifung gut? (Prüfen Sie Risse und Profiltiefe.)
- [ ] Funktionieren Vorder- und Hinterradbremse?

☐ Ist die Kette gespannt und geölt?

☐ Sind die Zahnkränze in Ordnung oder zeigen sich bereits Abnutzungsspuren?

☐ Sind die Griffe in Ordnung?

☐ Wie ist der Allgemeinzustand? (Farbe, Rost, etc.)

Reiten

Ausdauer:	✶ ✶
Kraft:	✶ ✶ ✶ ✶
Schnelligkeit:	✶
Koordination:	✶ ✶ ✶ ✶
Beweglichkeit:	✶ ✶ ✶

Auch, wenn *Black Beauty* schon lange nicht mehr durch die Fernsehserie galoppiert, ist Reiten bei Mädchen heute immer noch ganz besonders beliebt. Falls Ihr Kind nicht gerade über einen ausgeprägten Bewegungsdrang verfügt, können Sie es mit einem Reitkurs womöglich »austricksen«. Auf dem Rücken eines Pferdes müssen sie sich zwar kaum selbst bewegen; anstrengend ist die Sportart aber dennoch – sehr sogar!

Dressur- und Springreiten bieten in jeweils verschiedenen Schwierigkeitsstufen gute Möglichkeiten, seine Reitkünste zu verfeinern. Neben dem eigentlichen Training mit dem Tier gehört auch die Arbeit vorher und nachher dazu: Ausmisten, Putzen, Satteln, Futter nachlegen – das alles kann Ihr Kind ganz schön ins Schwitzen bringen (was ja sportmedizinisch erwünscht ist!). Zudem lernt es auf einem Reiterhof, Verantwortung zu übernehmen, und die meist enge Bindung zu einem Pferd stärkt Selbstbewusstsein und das Gefühl, anerkannt und geliebt zu werden.

Für wen geeignet: Mit dem Eintritt in die Grundschule können nahezu alle Kinder, auch ohne besonderes Talent, Reitunterricht nehmen. Vor allem Koordination und Konzentration werden geschult. Für eine optimale Position auf dem Pferd ist jedoch auch der Einsatz von Kraft gefragt.

Reiten muss kein Sport für Reiche sein. Als Alternative zum eigenen Pferd bietet sich beispielsweise eine Reitbeteiligung an.

Schwimmen

Ausdauer:	★ ★ ★ ★ ★
Kraft:	★ ★ ★ ★
Schnelligkeit:	★ ★ ★ ★ ★
Koordination:	★ ★ ★ ★
Beweglichkeit:	★ ★ ★

Alleine schwimmen zu können ist eine wichtige Fähigkeit fürs gesamte Leben. Die gesundheitlichen Wirkungen sind sehr groß: Schwimmen trainiert Koordination, Kraft, Schnelligkeit, Beweglichkeit und vor allem Ausdauer. Es hat einen schützenden Effekt auf das Herz-Kreislauf-System und es wirkt stressabbauend.

Im Wasser zu plantschen, von der Luftmatratze zu springen, eine Wasserrutschbahn hinunterzusauen oder im Meer auf Wellen mitzusurfen macht allen Kindern Spaß. Neben dem reinen Schwimmen können Kinder noch viele andere Bewegungsformen im Wasser ausüben: zum Beispiel Wasserball, Synchronschwimmen, Wasserspringen oder Schnorcheln.

Für wen geeignet: Bereits im ersten Lebensjahr (etwa ab einem Alter von drei Monaten) können Babys ans Wasser gewöhnt werden. Hierfür werden spezielle Babyschwimmkurse (Infos unter www.babyschwimmen.de) angeboten, die die motorische, soziale und geistige Entwicklung der Jüngsten positiv beeinflussen. Schwimmvereine bieten Vorschulkindern (meist ab vier Jahren) Kurse an. Darin lernen sie, sich selbstständig über Wasser zu halten, und können auch schon bald an kleinen Wettbewerben teilnehmen. Falls Sie Ihren Kindern das Schwimmen selbst beibringen wollen, empfehlen Trainingsexperten auf Schwimmflügel zu verzichten. Kork-Gürtel erleichtern stattdessen den Einstieg. Leistungsschwimmtraining beginnt etwa vom zehnten Lebensjahr an. Das Verletzungsrisiko bei dieser Sportart ist praktisch null.

Vor allem Übergewichtige profitieren enorm von der gelenkschonenden Bewegungsform. Allerdings schämen sie sich oft, sich in Badesachen zu präsentieren.

> **Tipp**
> Ermuntern Sie Ihr Kind, ein Schwimmabzeichen zu erwerben, etwa das »Seepferdchen« (Anforderungen: vom Beckenrand aus ins Wasser springen, 25 Meter schwimmen und einen Gegenstand aus schultertiefem Wasser tauchend herausholen). Später motivieren die verschiedenen Abzeichen des »Deutschen Jugend Schwimmpasses«, Technik und Können zu verfeinern. Informieren Sie sich in Ihrem Schwimmbad oder im örtlichen Schwimmverein nach Kursen. Infos auch beim Deutschen Schwimm-Verband unter www.dsv.de

Segeln

Ausdauer:	✳ ✳
Kraft:	✳ ✳ ✳
Schnelligkeit:	✳ ✳ ✳
Koordination:	✳ ✳ ✳ ✳ ✳
Beweglichkeit:	✳ ✳ ✳ ✳

Die Eltern eines jungen Seglers müssen heute nicht mehr Vorstandsvorsitzender einer Bankenkette oder Schlossbesitzer mit langer Ahnengalerie sein. In Segelvereinen und Segelschulen können Kinder heute für relativ wenig Geld den »blauen Sport« erlernen. Kleine Kinder (ab etwa sechs Jahren) beginnen meist mit einem Optimisten-Kurs. Das kleine, rundliche Boot kann – selbst mit Mühe – kaum kentern. Kinder fühlen sich darin schnell so sicher, dass Sie spielend leicht die Grundregeln des Segelns erlernen: Woher kommt der Wind? Wie stelle ich mein Segel ein? Was sind Wenden und Halsen – und warum kann man mit dem Optimisten sogar rückwärts segeln?

Beim Segeln ist Ihr Kind immer an der frischen Luft. Es lernt Selbstständigkeit und Verantwortungsbewusstsein, sein Selbstvertrauen und sein Reaktionsvermögen werden gestärkt. Nebenbei wird es viele Freunde finden. Viele Vereine organisieren schon für die Kleinsten Regatten.

Für wen geeignet: Sobald Kinder schwimmen können und keine Angst mehr vor dem Wasser haben, ist der Einstieg in den Sport möglich: zunächst in der Optimisten-Klasse, ab sieben Jahren können Kinder den Jüngstensegelschein des Deutschen Segler-Verbandes (www.dsv.org) erwerben. Voraussetzung dafür ist, dass der Prüfling mindestens 15 Minuten schwimmen kann.

Körperlich sind keine besonderen Voraussetzungen nötig. Leicht übergewichtige Kinder sind übrigens gefragte Vorschoter: wegen ihres höheren Körpergewichts sind sie besser in der Lage, für die Stabilität eines Bootes zu sorgen als zierliche Gleichaltrige.

Skifahren

Ausdauer:	★ ★ ★ ★ ★
Kraft:	★ ★ ★ ★
Schnelligkeit:	★ ★ ★ ★
Koordination:	★ ★ ★ ★
Beweglichkeit:	★ ★ ★

Zugegeben, Skifahren mit den eigenen Kindern kann gelegentlich ziemlich anstrengend sein. Die Skischuhe sind zu eng, die Finger eiskalt und jede Schleppliftfahrt ist ein großes Wagnis. Trotzdem: Wenn Kinder erst einmal selbstständig den Hang hinuntersausen können, hat die Sportart für sie allergrößten Suchtcharakter. Zudem sind sie den ganzen Tag draußen an der frischen Luft – manchmal auch bei Schnee und eisigem Wind (das härtet ab!).

Am besten lernen Kinder mit Gleichaltrigen das Rutschen auf den Brettern – entweder in Skikursen beim gemeinsamen Winterurlaub oder auf Skifreizeiten, die Sportgeschäfte oder Skiclubs organisieren. Auch bei Ausflügen mit befreundeten Familien lernen Kinder meist sehr schnell, weil sie sich dabei von Älteren Techniken abschauen können. Später können sie sich auch in den Tiefschnee wagen, abseits der Pisten carven (natürlich nur dort, wo nicht die geringste Lawinengefahr besteht!) oder aufs Snowboard umsteigen.

Unabdingbar sind eine gute Ausrüstung (Skistiefel und -anzug kann man gebraucht auf Flohmärkten oder bei Internet-Auktionen kaufen) und ein Helm. Diesen sollte man neu erwerben oder man kann ihn in den Skiorten mieten. Er muss perfekt passen und sollte ausgetauscht werden, sobald er einmal einen Schlag abbekommen hat.

Einsteiger sollten über eine Grundfitness verfügen. Als Faustregel gilt: mindestens drei Monate lang regelmäßig, etwa zwei Stunden pro Woche Skigymnastik machen (kräftigt vor allem die Oberschenkelmuskulatur). Wer das ganze Jahr über Sport treibt, tut sich beim Einstieg leichter.

Für wen geeignet: Ab etwa vier Jahren können Kinder das Skifahren erlernen. Je jünger ein Kind ist, umso weniger gut ist die Bewegungskoordination ausgeprägt und umso weniger Kraft kann es beim Skifahren einsetzen. Kinder zwischen sechs und zehn Jahren fahren daher meist auch keine technisch sauberen Schwünge.

Tipp

Kinder fahren nicht Ski, um möglichst elegant die Piste hinunterzucarven. Sie sausen am liebsten im Schuss talwärts. Kurven oder Schwünge machen sie nur dann, wenn ihnen etwas in den Weg kommt. Versuchen Sie deshalb nicht, Ihr Kind zu möglichst vielen Schwüngen zu überreden. Wegen ihrer ausgeprägten X-Bein-Stellung belasten Kinder meist die Innenkanten ihrer Ski. Dies wiederum führt zu einer natürlichen, offenen Pflugstellung und damit zu einem bombensicheren Stand auf den Brettern.

Tanzen

Ausdauer:	✶ ✶ ✶
Kraft:	✶ ✶
Schnelligkeit:	✶ ✶ ✶
Koordination:	✶ ✶ ✶ ✶ ✶
Beweglichkeit:	✶ ✶ ✶ ✶ ✶

Körpergefühl und sich im Rhythmus zur Musik bewegen – das sind wichtige Merkmale des Tanzens. Beim Jazzdance, Latein, Standard, Hip-Hop, Streetdance oder Grooven wie ein Popstar lernt Ihr Kind, sich im Takt der Musik zu bewegen, mit einem Partner, alleine oder in einer großen Tanzformation. Wichtige Grundlagen dafür sind Körperspannung, Beweglichkeit und ein gutes Rhythmusgefühl. Trainiert werden vor allem Koordination und Beweglichkeit.

Für wen geeignet: Weil Ausdauer, Schnelligkeit und Kraft für einen Tänzer weniger entscheidende Voraussetzungen sind, ist der Sport für jeden geeignet. Lassen Sie Ihr Kind selbst herausfinden, zu welcher Musikrichtung es am liebsten tanzt.

Zum Einstieg bieten sich spezielle Kinder-Tanzkurse – auch für die ganz Kleinen – an. Hier können sie herausfinden, ob die Sportart für sie die Richtige ist.

■ Tennis

Ausdauer:	✴ ✴ ✴ ✴
Kraft:	✴ ✴ ✴
Schnelligkeit:	✴ ✴ ✴ ✴
Koordination:	✴ ✴ ✴ ✴ ✴
Beweglichkeit:	✴ ✴ ✴ ✴

Die Zeiten, in denen die »weiße Sportart« elitären Kreisen vorbehalten war, sind längst vorbei. Heute klagen die meisten Vereine über schwindende Mitgliederzahlen. Während man früher am Wochenende oft stundenlang auf einen Platz warten musste, herrscht heute in vielen Vereinen gähnende Leere. Das ist schade, denn Tennis ist eine Sportart, die viele unterschiedliche Fähigkeiten erfordert, die meistens an der frischen Luft ausgeübt wird und unglaublich viel Spaß macht. Es ist auch eine Sportart für die ganze Familie. Wenn sich also Ihr Kind für Tennis interessieren sollte, melden Sie sich am besten gleich alle zum Schnuppertraining an.

Kindern, die ein gutes Ballgefühl und eine gute Koordination besitzen, macht Tennis meistens besonders viel Spaß. Da Tennis meist in einem Verein gespielt wird (dort werden auch spezielle Kinderkurse angeboten), bietet die Sportart auch gute Möglichkeiten, gleichaltrige Freunde zu finden.

Für wen geeignet: Je nach Konstitution, Körperbeherrschung und Ballgefühl können Kinder schon sehr früh mit Tennis anfangen, meist ab einem Alter von etwa acht Jahren. Damit Schlägerhaltung und die richtige Technik bei Vorhand, Rückhand und Aufschlag von Anfang an richtig eingeübt werden, sind Trainerstunden unabdingbar. Vereine bieten oft spezielle Kinderkurse an.

Vor allem übergewichtige Kinder finden beim Tennis leicht Bestätigung. Für sie ist die Rückschlagsportart besonders gut geeignet. Anstrengende Sprints, um den Ball zu erreichen, sind meist sehr kurz, dazwischen bieten sich – etwa beim Seitenwechsel oder vor dem Aufschlag – Möglichkeiten, kurz zu entspannen. Wegen dieser unterschiedlichen Intensitäten ist eine Überanstrengung also eher unwahrscheinlich.

Tischtennis

Ausdauer:	✳ ✳ ✳
Kraft:	✳ ✳ ✳
Schnelligkeit:	✳ ✳ ✳
Koordination:	✳ ✳ ✳ ✳ ✳
Beweglichkeit:	✳ ✳ ✳ ✳ ✳

Tischtennis ist eine Rückschlagsportart, die vom Grundprinzip her zwar einige Parallelen zum Tennis hat, sich aber dennoch von ihren Anforderungen her deutlich unterscheidet. Die Bewegungen sind beim Tischtennis weniger ausladend, der Ball und die Schlägerfläche sind viel kleiner. Dadurch steigt der Anspruch an Koordination und Konzentration. Schnelle Ballwechsel erfordern zusätzlich Schnelligkeit, Wendigkeit und Präzision.

Auch die Bewegungswege sind kürzer als beim Tennis. Daher sind beim Tischtennis die Anforderungen an die Ausdauerfähigkeit auch nicht so hoch. Da die Gelenke hier auch weniger stark belastet werden, können sich übergewichtige Kinder bei dieser Sportart besonders wohlfühlen.

Vereine organisieren oft Einzel- und Mannschaftsturniere, sodass Ihr Kind auch viel mit anderen Kindern in Kontakt kommt.

Nahezu alle Ortschaften mit Sporthallen haben, meist angegliedert an den Turnverein, eine Tischtennisabteilung. Lange Anfahrtswege bleiben Ihnen somit erspart. Zudem ist kein hoher Materialaufwand nötig, da neben Hallenschuhen und einem Schläger lediglich normale Sportbekleidung benötigt wird.

Für wen geeignet: Bereits ab sechs bis sieben Jahren können Kinder mit Tischtennis anfangen – und bis ins hohe Alter hinein die kleinen Bälle über die grüne Platte schlagen.

Turnen

Ausdauer:	✶ ✶
Kraft:	✶ ✶ ✶ ✶
Schnelligkeit:	✶ ✶ ✶ ✶ ✶
Koordination:	✶ ✶ ✶ ✶ ✶
Beweglichkeit:	✶ ✶ ✶ ✶

Keine Sorge, hier muss Ihr Kind keine Kolman-Salti am Reck oder Flickflacks auf einem zehn Zentimeter breiten Schwebebalken absolvieren. Beim Kinderturnen geht es um elementare motorische Grundfertigkeiten wie Springen, Werfen, Laufen, Schwingen, Hangeln, Rollen, Rad schlagen oder Drehen um die eigene Körperachse. Der Spaß an der Bewegung und das Spiel mit Gleichaltrigen stehen im Vordergrund. Deshalb orientieren sich gute Trainingsprogramme auch an den Bedürfnissen und Fähigkeiten der Kinder. Sie hangeln sich beispielsweise durch einen Kletterparcours, springen auf dem Trampolin oder balancieren über zu Wippen umfunktionierten Bänken. Kinderturnen ist damit eine wichtige Basis für viele andere Sportarten.

Kinder, denen Turnen Spaß macht, können dann auch zum Geräteturnen gehen. Dabei lernen sie turnerische Fertigkeiten an Geräten, wie zum Beispiel Felgumschwung oder Handstand.

Kursangebote für Mutter- und Kindturnen sowie für Kinderturnen gibt es in vielen der rund 20 000 Mitgliedsvereine des Deutschen Turner-Bundes. Auch das leistungsmäßige Geräteturnen wird dort angeboten. Der Vereinsbeitrag variiert zwischen drei und zehn Euro pro Monat. Die Mitgliedschaft bietet auch noch einen anderen Vorteil: In dem Verein kommt Ihr Kind mit vielen anderen Sportarten in Kontakt und entdeckt dabei vielleicht die Lust, in eine Disziplin tiefer einzusteigen. Infos unter www.kinderturnen.de.

Für wen geeignet: Bereits für Kinder ab zwei Jahren bieten Vereine Kurse zum Eltern-Kind-Turnen an. Das sogenannte Kleinkinderturnen ist für Kinder zwischen vier und sechs Jahren geeignet. Mädchen und Jungen ab sechs Jahren können sich bei Kinderturn-Gruppen anmelden.

Wandern

Ausdauer:	✱ ✱ ✱ ✱
Kraft:	✱ ✱
Schnelligkeit:	✱
Koordination:	✱ ✱ ✱
Beweglichkeit:	✱ ✱

Wandern bedeutete früher: karierte Hemden mit Hirschhornknöpfen, kratzige Kniebundhosen und hölzerne Spazierstöcke, dekoriert mit Plaketten von Almhütten. Dieses leicht spießige Image hat sich längst gewandelt. Wandern ist heute auch bei Jugendlichen überaus beliebt. Auf Berge klettern, sich an Wasserfällen kühlen, über Pfade und Brücken balancieren oder eine Nacht auf der Almhütte verbringen – all das kommt dem Abenteuerdrang von Kindern und Jugendlichen sehr entgegen.

Mit einigen Tricks schaffen Sie es, Ihre Kinder für die Natur zu begeistern. Wichtig ist, dass Sie Ihr Kind am Anfang nicht überfordern. Wählen Sie zunächst abwechslungsreiche und nicht zu lange Strecken aus. Bei Bergtouren können Sie, um langweilige Forststraßen zu vermeiden, mit der Gondel nach oben fahren. Ziehen Sie außerdem los nach dem Motto »Der Weg ist das Ziel«: Nehmen Sie sich viel Zeit und passen Sie sich dem Tempo Ihres Kindes an. Meist finden Sie entlang des Weges Tiere oder Pflanzen, an denen Sie sonst achtlos vorüberlaufen würden. Ein Pilz- oder Blumenbestimmungsbuch sollten Sie deshalb immer dabeihaben.

> **Tipp**
>
> So motivieren Sie Ihr Kind, längere Strecken zu bewältigen: Wenn Sie unterwegs sind, treffen Sie den »Bergzauberer« oder den »Waldgeist«. Das geht so: Ein Erwachsener läuft ein kleines Stück voraus und versteckt am Wegesrand Gummibärchen. Die Aufgabe der Kinder ist es, diese Geschenke des Bergzauberers zu finden. Sie werden sehen: So gerne – und so schnell – sind Ihre Kinder noch nie einen Berg hinaufgelaufen.

Notwendige Ausrüstung: Wetterfeste und warme Kleidung, Wanderschuhe mit guten Profilsohlen, Rucksack mit ausreichend Verpflegung und Getränken, Sonnenschutz, Hut, T-Shirt zum Wechseln, Taschenmesser, Lupe (zum Betrachten von Insekten oder Pflanzen), Wanderkarte. Meist wollen Kinder auch ihren eigenen, kleinen Rucksack tragen – und wenn darin nur das Lieblingskuscheltier transportiert wird.

Für wen geeignet: Je nach Anforderung der Tour können Kinder wandern, sobald sie laufen können. Übergewichtige Kinder nehmen beim Bergwandern besonders leicht ab. Planen Sie jedoch keine Gewaltmärsche, sondern kurze Strecken mit vielen Einkehrmöglichkeiten. Für Kinder bis drei Jahren sollten Sie unbedingt eine Kraxe mitnehmen. Bei gefährlichen Stellen sichern Sie Ihren jungen Wanderer mit Brustgurt und Leine.

> **Tipp**
> Übernachten auf einer Almhütte ist günstig und macht Kindern meist viel Spaß. Wer es noch abenteuerlicher will: Nehmen Sie Iso-Matten, Schlafsack, Taschenlampe und Grillwürstchen mit und schlagen Sie in freier Natur Ihr Lager auf. Von diesem Erlebnis unterm Sternenhimmel wird Ihr Kind noch seinen Enkeln erzählen – garantiert.

Ein Ass in der Familie: Sportliches Leistungstraining für Kinder

Es kann sein, dass Ihr Kind schon sehr früh großes Talent und enormen Ehrgeiz für eine bestimmte Sportart zeigt und davon träumt, einmal ein erfolgreicher Tennisspieler, Eishockey-Star oder Biathlet zu werden. Wie beurteilen Sportwissenschaftler und Pädagogen Leistungstraining bei Kindern? Die Frage ist leicht zu beantworten: Sportliches Training schadet nicht, wenn es entwicklungsgemäß ist und wenn es im Leben eines Kindes nicht zu viel Raum einnimmt. Freunde, Schule und Familie sollen immer noch an erster Stelle stehen. Es versteht sich von selbst, dass das Training fundiert und ausgewogen sein und – das ist das Allerwichtigste – dass es Ihrem Kind Spaß machen sollte.

Es ist keinesfalls sinnvoll, wenn überehrgeizige Eltern ihre Kinder zum Leistungssportler drillen. Frei nach dem Kabarettisten Gerhard Polt, der in einem Sketch einen »Tennisvater« nachahmte, der am Spielfeldrand steht und unentwegt zum Sohn blökt: »Pass auf, Dennis, er spielt Longline«.

Im Kapitel »Die motorischen Entwicklungsstufen« haben Sie erfahren, wie die körperliche Entwicklung von Kindern in etwa verläuft. Grundsätzlich kann man sagen, dass Belastungen, die über das eigene Körpergewicht hinausgehen, für Kinder, die sich noch in der Wachstumsphase befinden, schädlich sein können. Solche Belastungen stellen zum Beispiel extreme Niedersprünge oder Krafttraining mit Gewichten dar.

Wichtige Trainingsprinzipien von Kinder-Leistungssport sind:

- Das Kind muss Erfolgserlebnisse haben können.
- Ein einseitiges Bewegungsangebot ist zu vermeiden. Gefragt sind Vielfalt, Kreativität und Einfallsreichtum.
- Keine zu frühe Spezialisierung in den einzelnen Disziplinen.
- Koordinationsschulung ist wichtiger als ein Training der Kondition. Also: Erst eine Bewegung möglichst exakt einstudieren, dann die Ausdauer verbessern.
- Ausdauerbelastungen – vor allem Intervalltraining – sind besser als Belastungen mit hoher Intensität.
- Auf spezielles Krafttraining, insbesondere mit Gewichten, ist zu verzichten.

Breite Basis statt frühe Spezialisierung

Was wir am Anfang dieses Kapitels zur Auswahl eines geeigneten Sportprogramms geschrieben haben, gilt auch für sportlich hochbegabte Kinder: Spielerische und sportartenübergreifende Vielfalt ist besser als eine zu frühe Spezialisierung. Zwar ist aus zahlreichen Studien bekannt, dass Kinder, die schon sehr jung angefangen haben, Boris Becker oder Magdalena Neuner nachzueifern, schnell mehr als andere Kinder leisten können. Dieser Vorsprung verschwindet aber häufig, wenn die Kinder älter werden. Im Alter von 16 bis 18 Jahren verlieren sie dann plötzlich Wettkämpfe – und schließlich die Lust am Sport generell.

Die Gründe dafür sind leicht erklärbar. Kinder, die sich zu früh auf eine bestimmte Sportart festlegen, verpassen die Chance, vielfältige Bewegungserfahrungen zu machen und diese zu verfeinern. Die einzelnen motorischen Fähigkeiten können sich nicht optimal ausbilden, die sportliche Leistung gründet auf einer zu schmalen motorischen Basis. Deshalb ist eine breite Grundausbildung oberstes Prinzip im Training hochtalentierter Kinder.

Selbst Spitzensportler trainieren heute nach diesem Prinzip. Erinnern Sie sich noch an die Bilder während der Fußball-Weltmeisterschaft 2006? Damals ließ Trainer Jürgen Klinsmann die Nationalelf nach dem Konzept des US-Amerikaners Mark Verstegen trainieren. Dabei ging es hauptsächlich darum, die koordinativen Fähigkeiten zu schulen. So sah der erstaunte Fußballfan Michael Ballack, Miroslav Klose und Lukas Podolski im Vorbereitungstraining nicht etwa beim Dribbeln oder wie sie Mann-gegen-Mann-Tricks übten. Stattdessen hoben sie sich Rücken an Rücken gegenseitig hoch oder machten Kniebeugen mit um die Knie gespannten Gummibändern.

Bedenken, dass Ihr Kind möglicherweise den Anschluss an gleichaltrige Sportskanonen verpasst, müssen Sie also nicht haben. Viele Spitzenathleten kommen aus anderen sportlichen Lagern. So war etwa Deutschlands erfolgreichster Tennisspieler Boris Becker vor seiner Karriere ein hochbegabter Fußballspieler. Der Fußballer Bastian Schweinsteiger fuhr als Jugendlicher einmal sehr erfolgreich Ski. Und Biathleten trainieren im Sommer Kraft und Ausdauer beim Mountainbiking.

Einen guten Einstieg in leistungsorientiertes Training stellt der

Erwerb des Sportabzeichens dar. Eltern und Kinder können hier sogar gemeinsam weitwerfen, sprinten oder einen Ausdauerlauf absolvieren. Jeder natürlich in seiner eigenen Leistungsklasse. Mal sehen, ob Sie die Übungen ebenso schaffen wie Ihr Kind.

Infos erhalten Sie bei Sportvereinen und Sportverbänden oder direkt beim Deutschen Sportbund (Adresse siehe Anhang).

Eines sollten Sie aber, ungeachtet aller Begabung Ihres Kindes, bedenken. Der Weg zum Spitzensportler kostet viel Zeit, Geld, Disziplin und Energie. Häufig muss die gesamte Familie vollen Einsatz zeigen und sich an den sportlichen Zielen des hoffnungsvollen Nachwuchses orientieren. Die Eltern engagieren sich als Chauffeur, Sponsor, Manager und Psycho-Coach. Und auch Geschwister müssen zurückstecken. Meist finden Wettkämpfe am Wochenende statt. Dadurch fehlt die Zeit für Ausflüge, Fahrradtouren und Nachmittage am Badesee.

Und wenn Ihr Kind dann nach vier, fünf Jahren doch keine Lust mehr auf das harte Training und die ständigen Termine hat? – Nun, dann müssen Eltern das ohne Wenn und Aber akzeptieren, ganz egal, wie groß ihr Engagement vorher gewesen ist. Denn was zählt, sind einzig und allein Glück und Zufriedenheit Ihrer Kinder.

Antworten auf zehn häufig gestellte Fragen

Woher weiß ich, ob aus meinem Kind ein Spitzenathlet werden kann? Welche Voraussetzungen müssen dafür erfüllt sein?

Grundsätzlich können Sie die motorische Entwicklung mit dem Bebauen eines Ackers vergleichen. Auf Lehmboden wächst kein Spargel, und auf Sandboden gedeiht vermutlich keine gute Riesling-Rebe. Aber durch die optimale Pflege eines nicht perfekten Bodens können Sie dennoch viel erreichen. Was heißt das nun übertragen auf Ihr Kind? Zu einem Kreisklassenfußballer oder einem Durchschnittsleichtathleten können Sie fast jedes Kind machen. In die Spitze kommt man aber nur, wenn zwei Faktoren optimal sind: die Anlage, also die genetische Ausstattung, und die Umwelt, also Training, Förderung und perfekte Rahmenbedingungen.

Außerdem kommt es auch auf die Sportart an: Auch, wenn Ihr Kind noch so geschickt mit dem Ball ist, ein 1,60 Meter großer Spieler hat eher schlechtere Chancen beim Basketball, denn der Korb hängt nun mal leider in einer Höhe von 3,05 Metern. Und ein schmächtiger Rodler wird wegen seines geringen Körpergewichts wahrscheinlich nie einen Spitzenplatz bei einer Weltmeisterschaft erreichen.

Seit den letzten Olympischen Spielen ist mein Sohn fasziniert von Marathon-Läufen. Ab welchem Alter kann er selbst lange Strecken laufen – oder ist Ausdauerlauf generell schädlich für junge Menschen?

Kinder können jede Art von Ausdauersport wie Schwimmen, Inlineskaten, Radfahren oder auch Jogging betreiben. Der Spaß an
der Bewegung sollte immer im Vordergrund stehen. Zwischen
dem 12. und 16. Lebensjahr steigt die Ausdauerfähigkeit eines
Menschen am stärksten an – im Vergleich zu den Jahren vorher
um etwa 40 bis 60 Prozent. Von den physiologischen Voraussetzungen her sind Kinder also genauso gut, wenn nicht sogar besser geeignet für Ausdauerbelastungen. Auch, weil sie häufig die
Aktivität nicht so anstrengend empfinden wie Erwachsene. Dass
die meisten Kinder und Jugendlichen dennoch eher Kurzzeitbe-
lastungen bevorzugen, liegt vor allem an ihrer Unlust, sich länger
auf eine Sache zu konzentrieren. Führen Sie Ihr Kind behutsam
an längere Laufstrecken heran.

Ab welchem Alter kann ich mit meinem Kind gemeinsam zum Joggen gehen?

Die Antwort ist einfach: Dann, wenn es Lust darauf hat. Allerdings sollten Sie anfangs kürzere Strecken wählen und in
gleichmäßigem, langsamem Tempo joggen. Beim Lauftraining
mit Kindern gilt, was Sportwissenschaftler auch Erwachsenen
zum Einstieg empfehlen: Laufen, ohne zu schnaufen. Sie sollten
also in einer Geschwindigkeit laufen, die es Ihnen erlaubt, sich
dabei noch zu unterhalten. Verzichten Sie deshalb lieber auch
auf Tempowechsel und Zwischen- oder Endspurts (aerobes
Training).

Meine Tochter betreibt seit zwei Jahren Judo, seit einem Jahr spielt sie Hockey, und nun möchte sie auch noch mit Tennis anfangen. Sind drei Sportarten nicht zu viel des Guten?

Solange Ihre Tochter Freude an diesem umfangreichen Sportprogramm hat und die schulischen Leistungen nicht darunter leiden,

ist es völlig in Ordnung. Aus sportwissenschaftlicher Sicht hat Ihre Tochter eine gute Auswahl getroffen. Sie bekommt eine weit gefächerte Förderung durch die drei verschiedenen Sportarten – sowohl im Bereich der Mannschafts- als auch der Individualsportarten. Mannschaftssport schult vor allem die Sozialkompetenz Ihrer Tochter und fördert die Teamfähigkeit. In den Einzelsportarten lernt sie ihre persönlichen Grenzen kennen und kann sich eigene Ziele setzen. Erfahrungsgemäß werden allerdings nur zwei Sportarten über längere Zeit beibehalten.

Mein Sohn ist 18 Monate alt und kann immer noch nicht laufen. Er krabbelt und steht zwar, aber er bewegt sich nicht vorwärts. Muss ich mir deshalb Sorgen machen?

Die Entwicklung verläuft von Kind zu Kind unterschiedlich. Wenn Ihr kleiner Sohn also eine Fähigkeit etwas später entwickelt, brauchen Sie sich zunächst einmal keine Sorgen zu machen. Nur, wenn diese Verzögerungen zu lange dauern, sollten Sie einen Kinderarzt aufsuchen. In Ihrem Fall ist das sicher empfehlenswert. Die meisten Kinder lernen etwa im Alter von zwölf Monaten das Laufen.

Mein Sohn sitzt immer mit nach außen und hinten abgeknickten Beinen auf dem Boden. Ich habe gehört, er könne davon X-Beine bekommen. Stimmt das?

Grundsätzlich zeugt die ausgefallene Sitzposition Ihres Sohnes von hoher Beweglichkeit. Generell ist aber sowohl für Kinder als auch für Erwachsene jede Art von Dauersitzen schädlich. Bringen Sie Ihrem Kind unbedingt variable Sitzmöglichkeiten bei (Schneidersitz, auf den Knien hocken, im Drehsessel oder Kippstuhl sitzen etc.).

Mein Sohn leidet sehr unter den Supersportlern in seiner 4. Klasse, zum Beispiel, wenn er bei den Bundesjugendspielen zu langsam läuft, den Ball nicht weit genug wirft oder zu kurz springt. Andererseits gelingt es mir nicht, ihn zu einer Sportart zu motivieren, um mögliche Defizite durch Training aufzuholen. Was kann ich tun?

Versuchen Sie, Ihren Sohn zu einem Schnuppertraining in einem Sportverein seiner Wahl zu motivieren, oder machen Sie ihm Vorschläge, welcher Sport womöglich am besten zu ihm passen könnte. Der Sport im Verein ist anders aufgebaut als in der Schule und macht ihm vielleicht mehr Spaß. Sie können ihn auch überzeugen, mit Ihnen gemeinsam Sport zu machen, oder ihm vorschlagen, Freunde mit zum Schnuppertraining zu nehmen. Dadurch entdeckt Ihr Sohn vielleicht den Spaß an der Bewegung – ohne Leistungsdruck und Konkurrenzdenken. Das stärkt dann auch sein Selbstbewusstsein.

Mein 8-jähriger Sohn spielt seit kurzem Hockey und geht in der Regel gerne zum Training. Allerdings ist er dabei oft unaufmerksam, und ich habe den Eindruck, dass er nicht unbedingt talentiert ist. Soll ich ihn trotzdem weitermachen lassen? Und woran erkenne ich überhaupt, ob ein Kind Talent hat?

Die wichtigste Voraussetzung ist, dass Ihr Kind Spaß am Sport hat. Dann wird es auch langfristig aktiv bleiben. Auch, wenn Ihr Sohn zunächst nicht talentiert erscheint, ist das noch lange kein Grund, mit diesem Sport aufzuhören. Die Talentfrage kann meistens ein Trainer oder Übungsleiter am besten beantworten. Im Freizeitsportbereich ist sie aber kein entscheidender Faktor.

Gibt es Sportarten, die für Jungen besser geeignet sind als für Mädchen – und umgekehrt?

Grundsätzlich können Jungen und Mädchen alle Sportarten betreiben. Das sieht man ja auch bei den Olympischen Spielen, wo es kaum noch männer- oder frauenspezifische Disziplinen gibt. Meist ist es aber so, dass Mädchen Sportarten bevorzugen, bei denen es um Rhythmus, Kreativität oder Feinmotorik geht. Typische Mädchensportarten sind daher Tanzen, Ballett oder Turnen. Spezifisch für Mädchen ist auch die Tierliebe, deshalb nimmt Reiten einen ganz besonderen Stellenwert ein.

Jungen lieben etwas mehr den Wettkampf und bevorzugen meist Spiele mit dem Ball. Typisch sind alle Spielsportarten, insbesondere natürlich Fußball. Ein weiterer Trend bei Jungen sind die Kampfsportarten, von Aikido bis Karate. Das Wichtigste ist aber, dass der Sport Spaß macht. Lassen Sie also Ihren Sohn ruhig zum Ballett gehen und Ihre Tochter zum Fußball!

Mein Sohn spielt leidenschaftlich gerne Fußball, auch wenn er in seiner Mannschaft eher zu den Schwächeren zählt. Der Trainer stellt bei Spielen die Mannschaft aber rein nach dem Leistungsprinzip zusammen. Deshalb darf mein Sohn oft nur für zehn Minuten auf den Platz. Wie soll ich damit umgehen? Den Verein wechseln möchte mein Sohn nicht, weil in seiner jetzigen Mannschaft natürlich alle seine Freunde mitspielen. Allerdings verbessert er sich ja auch nicht, wenn er kaum zum Spielen kommt.

Zu einer Fußballmannschaft gehören nicht nur elf Spieler, sondern 14 pro Spiel und mindestens 15 bis 18 in einem Kader. Wir erleben ja ständig, wie schwierig die Rolle des Ersatzspielers selbst für die Profis ist, die schließlich auch auf der Ersatzbank viel Geld verdienen. Alle wollen spielen, das ist bei den Profis genau wie bei Kindern. Für ein Kind ist das immer bitter, wenn es nicht spielen darf, und über kurz oder lang wird Ihr Sohn vermutlich die Lust am Fußball verlieren. Reden Sie doch einmal mit dem Trainer über dieses Problem. Natürlich zählt im Wettkampf zuerst die

Leistung, aber jeder Trainer weiß auch, dass er alle Kinder bei guter Stimmung halten sollte. Hinzu kommt, dass sich gerade bei Kindern die Leistung sehr schnell ändern kann, sowohl verbessern als auch verschlechtern. Ein Trainer sollte das genau beobachten. Wenn sich allerdings herausstellt, dass Ihr Kind wirklich kein Fußballtalent ist, sollten Sie gemeinsam über einen Wechsel zu einer anderen Sportart nachdenken. Das Wichtigste ist, dass Sport Ihrem Kind Spaß und Freude bereitet, nur dann wird es dauerhaft dabeibleiben.

Hier gibt es noch mehr Hilfe

Bundeszentrale für gesundheitliche Aufklärung (BZgA)
Viele Informationen, Tipps und teilweise kostenlose Broschüren
zum Bestellen.
Ostmerheimer Str. 220, 51109 Köln, Tel. 0221 899 2–0,
www.bzga.de
Fachinformationen und eine Liste von Therapieeinrichtungen
unter www.bzga-kinderuebergewicht.de
Liste von Beratungsstellen bei Esstörungen unter
www.bzga-essstoerungen.de

**Bundesarbeitsgemeinschaft für Haltungs- und
Bewegungsförderung e. V.**
Aufklärung, Informationen, Tipps und Veranstaltungshinweise.
Matthias-Claudius-Straße 14, 65185 Wiesbaden,
Tel. 0611 374 209, E-Mail: baggesund@aol.com,
www.bag-haltungundbewegung.de, Leiter: Dr. Dieter Breithecker:
breithecker@bag-haltungundbewegung.de

**Arbeitsgemeinschaft Adipositas im Kindes- und Jugendalter
(AGA)**
Datenbank mit ambulanten und stationären Therapieeinrichtun-
gen in ganz Deutschland.
Vestische Kinder- und Jugendklinik, Universität Witten-Herde-
cke, Dr. F. Steiner Str. 5, 45711 Datteln, Fax 02363 975 218

E-Mail Dipl.-Oecotr. Anke Schaefer: a.schaefer@kinderklinik-datteln.de, www.a-g-a.de

Berufsverband der Kinder- und Jugendärzte e. V. (BVKJ)
Adressen von Ärzten in den verschiedenen Bundesländern.
Mielenforster Str. 2, 51069 Köln, Tel.0221 689 09–0
E-mail: bvkj.buero@uminfo.de, www.kinderaerzte-im-netz.de

Deutsche Adipositas-Gesellschaft (DAG)
Waldklausenweg 20, 81377 München, Tel.: 089 / 71048358,
E-Mail: mail@adipositas-gesellschaft.de, www.adipositas-gesell-schaft.de

Deutscher Olympischer Sportbund (DOSB)
Dachverband des deutschen Sports. Otto-Fleck-Schneise 12,
60528 Frankfurt/M., www.deutschersportbund.de

Forschungsinstitut für Kinderernährung
Informationen für kindgerechte Ernährung, u. a. zur optimierten
Mischkost. Heinstück 11, 44255 Dortmund,
Tel. 0231 792 210–0, www.fke-do.de

Präventionszentrum Moby Dick
Beratung und Hilfe für Eltern übergewichtiger Kinder.
Lilienstr. 36, 20095 Hamburg,
Tel. 040 325 252 38 oder 040 325 274 21. E-Mail: info@moby-dickhamburg.de, www.mobydickhamburg.de, www.mobydick-netzwerk.de

AID Verbraucherschutz
Ernährungstipps für Eltern und Erzieher übergewichtiger Kinder.
aid infodienst Verbraucherschutz, Ernährung, Landwirtschaft e. V.,
Heilsbachstraße 16, 53123 Bonn, Tel. 0228 84 99–0, www.aid.de

Gesundheitsprogramm Chilt – Children Health InterventionaL Trial
Projekt der Deutschen Sporthochschule Köln zur Prävention von Übergewicht bei Kindern und Jugendlichen.
www.chilt.de

Deutsche Sportjugend
Dachorganisation der Jugendlichen in Sportvereinen.
www.dsj.de

Plattform für Ernährung und Bewegung
Einrichtung, die vom Ernährungsministerium initiiert wurde und sich um Bewegung und Ernährung von Kindern kümmert.
www.ernaehrung-und-bewegung.de

Studie des Robert-Koch-Instituts zur Gesundheit von Kindern und Jugendlichen in Deutschland.
www.kiggs.de

Informationen und Hinweise, Bewegungs-Check-up.
www.schuleninbewegung.de

Mitmachprogramme und Aktionen zur gesunden Ernährung für Kinder und Jugendliche.
www.talkingfood.de

Berechnung des Body-Mass-Indexes für Eltern und Kinder (inklusive Tabellen für Gewichtsperzentilen).
www.mybmi.de

Danksagung

Wir danken Frau Prof. Ulrike Ravens-Sieberer für die Erlaubnis, den Kindl-Test für dieses Buch verwenden zu dürfen. Aus Gründen leichterer Lesbarkeit haben wir den Fragebogen zur Erfassung der psychischen Grundstimmung von Kindern leicht verkürzt wiedergegeben.

Bei Frau Dr. Christine Graf von der Deutschen Sporthochschule Köln bedanken wir uns für die von ihr entwickelte Kinder-Bewegungspyramide, die wir hier wiedergeben durften.

Julia Schulze vom Institut für Sportwissenschaft in Karlsruhe hat überaus engagiert und konstruktiv am praktischen Teil dieses Buches (Fitness-Tests und -Übungen für Kinder) mitgearbeitet. Herzlichen Dank für die Vorschläge und Tipps, die uns oft spät in der Nacht per Mail erreichten. Dank auch an Susanne Bappert, Claudia Karger und Sabrina Benzinger.

Barbara Pratschko, Lisa (9) und Lasse (4), Ulrike Pratschko mit Emily (12) und Mika (1) haben wir die vielen lebensnahen Szenen und Beispiele zu verdanken, die den Alltag mit Kindern prägen.

Ganz besonderer Dank gilt den Lektorinnen dieses Buches: Christiane Meyer dafür, dass sie dieses Buch beim Campus Verlag auf den Weg gebracht hat; und Maren Wetcke, die uns während der Arbeit an diesem Buch in jeder Phase unterstützt und wertvolle Tipps gegeben hat.

Literaturverzeichnis

Bappert, Susanne/Osterkamp, Claudia: *Fit und gesund durch Bewegung und richtige Ernährung.* Stuttgart 2004.

Baur, Jürgen/Bös, Klaus/Conzelmann, Achim/Singer, Roland (Hg.): *Handbuch motorischer Entwicklung.* 2. Aufl., Schorndorf 2009 (i. Dr.)

Bös, Klaus/Schmidt-Redemann, Anne/Bappert, Susanne: *Appetit auf Bewegung. Bewegungs- und Ernährungsprogramme für Grundschulkinder.* Aachen 2007.

Graf, Christine/Dordel, Sigrid/Reinehr, Thomas (Hrsg.): *Bewegungsmangel und Fehlernährung bei Kindern und Jugendlichen. Prävention und interdisziplinäre Therapieansätze bei Übergewicht und Adipositas.* Köln 2007.

Hollmann, Wildor/Hettinger, Theodor: *Sportmedizin. Grundlagen für Arbeit, Training und Präventivmedizin.* 4. Auflage Stuttgart/New York 2000.

Klaes, Lothar/Cosler, Detlev/Rommel, Alexander/Zens, Yvette C. K.: WIAS-AOK-DSB Studie II. Dritter Bericht zum Bewegungsstatus von Kindern und Jugendlichen in Deutschland. Ergebnisse des Bewegungs-Check-Ups im Rahmen der Gemeinschaftsaktion von AOK, DSB und WIAD »Fit sein macht Schule«. Berlin 2003.

Koch, Marianne. *Die Gesundheit unserer Kinder. Was Sie über ihre körperliche und geistige Entwicklung wissen sollten.* München 2007.

Kurth, Bärbel-M./Schaffrath Rosario, Angelika: »Die Verbreitung von Übergewicht und Adipositas bei Kindern und Jugendlichen in Deutschland. Ergebnisse des bundesweiten Kinder- und Jugendgesundheitssurveys.« In: *Bundesgesundheitsblatt,* Nr. 50:736–743. Heidelberg 2007.

Lampert, Thomas/Mensink, Gerd B. M./Rohman, Natalie/Woll, Alexander: »Körperlich-sportliche Aktivität von Kindern und Jugendlichen in Deutschland. Ergebnisse des Kinder- und Jugendgesundheitssurveys.« In: *Bundesgesundheitsblatt*, Nr. 50: 634–642. Heidelberg 2007.

Opper, Elke/Worth, Annette/Wagner, Matthias/Bös,. Klaus: »Motorik-Modul (Mo-Mo) im Rahmen des Kinder- und Jugendgesundheitssurveys. Motorische Leistungsfähigkeit und körperlich-sportliche Aktivität von Kindern und Jugendlichen in Deutschland.« In: *Bundesgesundheitsblatt*, Nr. 50:879–888. Heidelberg 2007.

Opper, Elke/Worth, Annette/Bös, Klaus: »Kinderfitness – Kindergesundheit.« In: *Bundesgesundheitsblatt*, Nr. 48: 854- 862. Heidelberg 2005.

Reinehr, Thomas: *Abnehmen mit Obeldicks und Optimix*. München 2007.

Starker, Anne/Lampert, Thomas/Worth, Annette/Oberger, Jennifer/Kahl, Heidrun/Bös, Klaus: »Motorische Leistungsfähigkeit. Ergebnisse des Kinder- und Jugendgesundheitssurveys.« In: *Bundesgesundheitsblatt*, Nr. 50:775–783. Heidelberg 2007.

Stolzenberg, Heribert/Kahl, Heidrun/Bergmann, Karl E.: »Körpermaße bei Kindern und Jugendlichen in Deutschland. Ergebnisse des Kinder- und Jugendgesundheitssurveys.« In: *Bundesgesundheitsblatt*, Nr. 50:659–669. Heidelberg 2007.

WIAD: Bewegungsstatus von Kindern und Jugendlichen in Deutschland. Forschungsbericht im Auftrag des DSB und der AOK. Bonn 2000.

Register

Petra Apfel
Das gesunde Bisschen
Mit kleinen Schritten
zu mehr Wohlbefi nden

2009, Ca. 180 Seiten
ISBN 978-3-593-38697-3

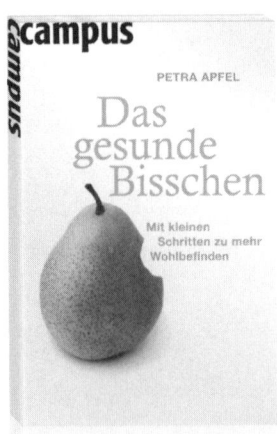

Machen Sie es sich
ein bisschen leichter

Treiben Sie mehr Sport, essen Sie viel Obst und Gemüse, machen
Sie dies, machen Sie das – alles, um gesünder zu leben. Aber seien
wir doch mal ehrlich, im Grunde machen diese Ratschläge und
Tipps wohlmeinender Experten vor allem eins: ein schlechtes
Gewissen. Dass »gesund leben« nicht »genussfrei leben« bedeutet und weniger oft mehr und sinnvoller ist, beweist jetzt »Das
gesunde Bisschen«. Mit Petra Apfels alltagstauglichem Bisschen-
Prinzip lernt man in kleinen Schritten besser zu leben – mit ein
bisschen vernünftiger Ernährung, einem überschaubaren Maß
an Bewegung und seelischer Ausgeglichenheit.

Mehr Informationen unter
www.campus.de

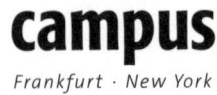

Frankfurt · New York

Irene Becker
Kein Angsthasenbuch
Warum sich Risikofreude
für Frauen lohnt

2009, ca. 224 Seiten
ISBN 978-3-593-38706-2

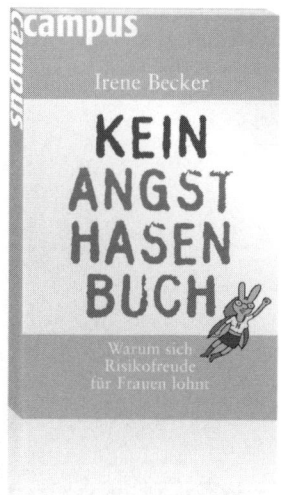

No risk, no fun!

Kennen Sie das? Sie sitzen lieber in Ihrer Stammkneipe, als
die neue schicke Bar im Viertel auszuprobieren, haben im Job
Versagensängste, wenn man Ihnen mehr Verantwortung bietet, und statt ein neues Urlaubsziel auszuprobieren, reisen
Sie zum wiederholten Mal an den gleichen Ort. Gerade Frauen
scheuen sich oft, mal etwas Neues zu wagen und Risiken ein-
zugehen und bleiben lieber bei Erprobtem und Altbewährtem –
leider verpassen sie dadurch viele Chancen. Irene Becker zeigt
in ihrem neuen Buch, wie Frauen spielerisch lernen können,
ihre Hemmschwellen zu überwinden, Risiken vernünftig ein-
zuschätzen und auch mal etwas zu wagen.

**Mehr Informationen unter
www.campus.de**

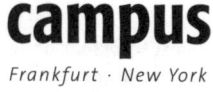

Frankfurt · New York

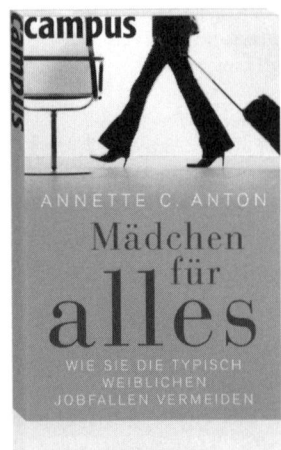
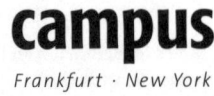

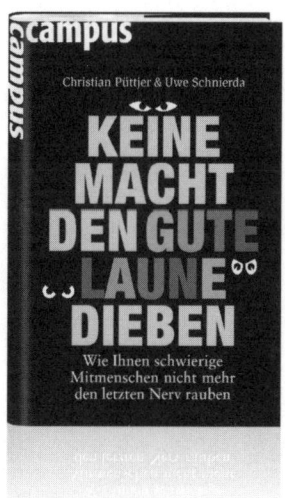
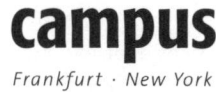

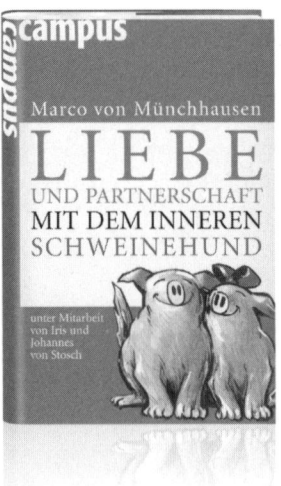
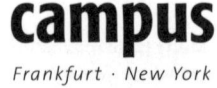